RICHTIG TRAINIEREN MIT DEM THERA-BAND®

MIRELLE DORIT HERPEL

RICHTIG TRAINIEREN
MIT DEM
THERA-BAND®

DIE BESTEN ÜBUNGEN
FÜR DEN GANZEN KÖRPER

Weltbild

Was Sie in diesem Buch finden

Vorwort	6
Clever trainieren	**9**
Bevor es losgeht!	10
Arztcheck	10
Ausrüstung	12
Gut geplant	16
Trainingslehre Basics	16
Individuell trainieren	19
1. Ziel	19
2. Planung	19
3. Durchführung	22
4. Kontrolle	23
So fange ich an	24
So wird variiert	26
Trainingspraxis: Training mit dem Thera-Band®	**33**
Ideen zum Aufwärmen	34
Spezifisches Aufwärmen mit Band	34
Aufwärmen am Step	35
Low-Impact-Bewegungsformen	36
Aufwärmen mit Gymnastikball	38
Seilspringen	39
Basisübungen mit Thera-Band®	40
Übungen für Hals und Nacken	42

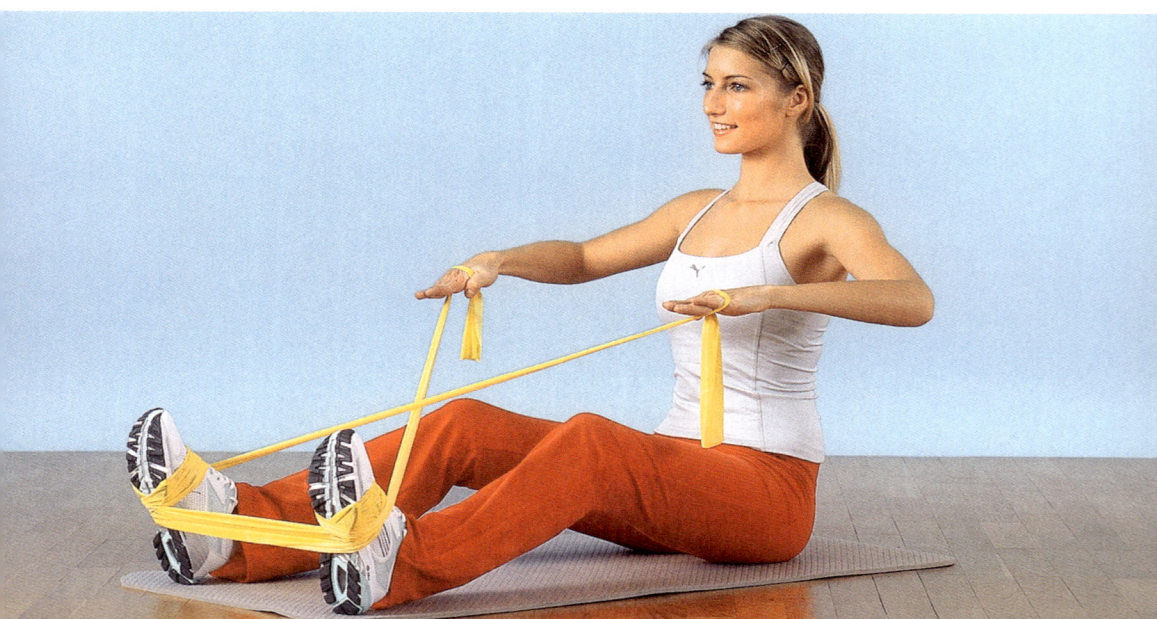

Übungen für Schultern, Arme und Brust	46	Komplexübungen mit Thera-Band®	103
Die Schultermuskulatur	46	Stretch und Relax	112
Die Armmuskulatur	46	Thera-Band®-Programme	119
Die Brustmuskulatur	46	Fit in den Tag	119
Übungen für Unterarme und Hände	62	Zu Hause aktiv	119
		Power im Büro	121
Übungen für den Rücken	65	Fit und aktiv unterwegs	123
Übungen für den Bauch	74		
Übungen für Hüfte, Gesäß und Oberschenkel	82	Literaturverzeichnis	124
		Übungsverzeichnis	124
Übungen für die Unterschenkel und Füße	99	Stichwortverzeichnis	125
		Über die Autorin	127

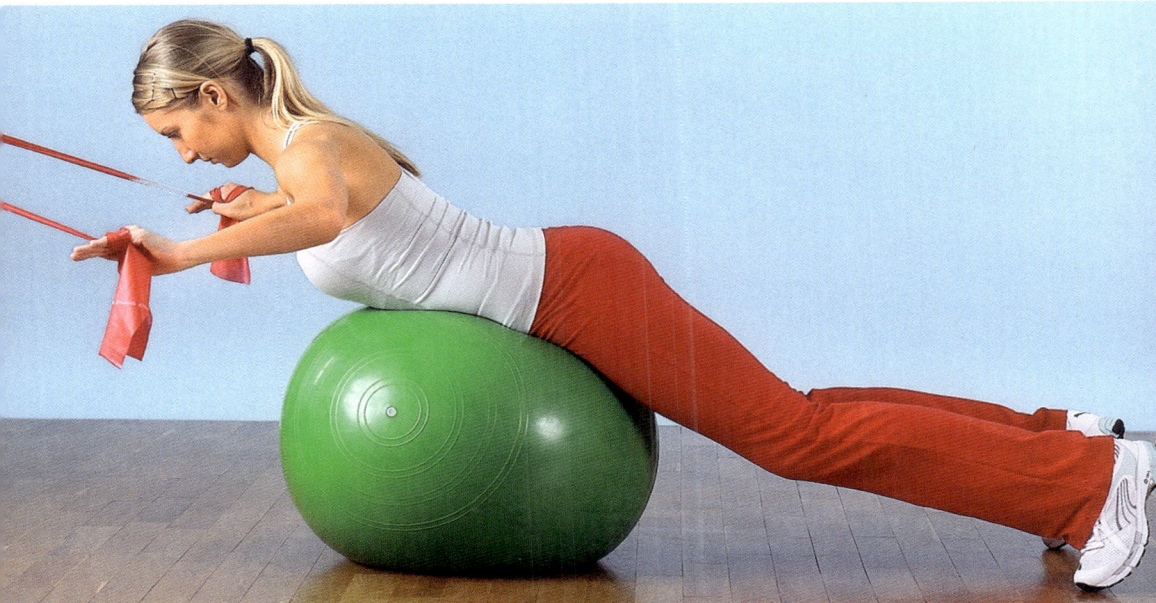

Vorwort

»Fitness aus der Hosentasche«

Gesundheit und Fitness ist in! Aber einfach ist es nicht, gesund zu bleiben und schon gar nicht fit zu werden, oder?

Falsch. Denn das Training könnte nicht einfacher sein als mit dem Thera-Band®. Mit einem Trainingsgerät, das in jede Hosentasche passt, ist man ortsunabhängig. Man braucht keine großen Maschinen, um seine Muskeln zu stärken, seine Wirbelsäule zu stabilisieren, seinen Body zu formen und seine Figur auf Traummaße zu trimmen. Überall, wo Sie gehen, stehen und sitzen ist Training prinzipiell möglich. Toll! Ob zu Hause, direkt nach dem Aufstehen oder kurz vor dem Zubettgehen, ob im Büro, auf Geschäftsreise im Flieger oder im Hotelzimmer in den Ferien – Training immer und überall. Sie müssen das Thera-Band® nur für sich nutzen.

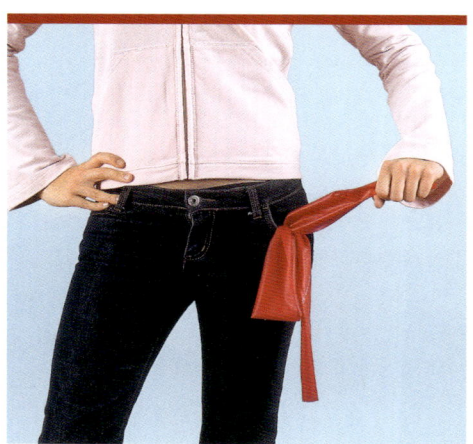

Training aus der Hosentasche

Geniales Bewegungskonzept

Das Thera-Band®-Training ist mittlerweile zu einem genialen Bewegungskonzept herangereift. Man wird ihm eigentlich nicht mehr gerecht, wenn man nur an das herkömmliche Elastikband denkt. »The System of progressive Resistance« (Prinzip des progressiven Widerstands) ist mehr als das Vorhandensein von Bändern in unterschiedlichen Farben mit unterschiedlichen Widerständen. Neben »dem« Thera-Band®, das es in acht verschiedenen Stärken gibt und somit für alle Fitnesslevel im Leistungs-, Präventions- und Rehabilitationssport Einsatz findet, komplettieren Thera-Tubes, Thera-Bälle, ABS-Gymnastikbälle, Soft Weights (Gewichtsbälle), Stabilitätstrainer, ein Kippbrett, Handtrainer, FlexBar, Matten und die hochvariabel einsetzbare Thera-Band®-Trainingsstation das Konzept.

Training heißt Prävention

Wie wichtig das Training der einzelnen Muskeln und das komplexe Zusammenspiel derselben für die alltäglichen Bewegungsaufgaben sind, wird immer mehr in den Vordergrund treten. Training mit dem Thera-Band® heißt nämlich: Dem ganz natürlichen Muskelschwund ab 30 und den Zivilisationskrankheiten wie Arthrose oder Osteoporose vorbeugen. Oder einfach dem ganz »banalen« Rückenschmerz die Zähne zeigen.

Ganzheitlich trainieren

Natürlich kann das Training der motorischen Fähigkeit Kraft nur ein Baustein Ihres wöchentlichen Fitnessprogramms sein, wenn Sie ganzheitlich an Ihrer Fitness und Ihrem Körper interessiert sind. Denn nicht nur Kraftsteigerung, Muskelaufbau, die Verbesserung der Kraftausdauerleistung oder die Körperstraffung sollte Ihr Ziel sein. Das Herz-Kreislauf-System (→ Ausdauertraining), die koordinative Leistungsfähigkeit des Gehirn-Muskel-Systems z. B. in Bezug auf die schnelle Reaktionsfähigkeit (→ Training der Koordination), die gerade mit steigendem Alter zur Sturzprophylaxe immer wichtiger wird, sowie die Dehnfähigkeit der Muskeln (→ Beweglichkeit erhalten oder verbessern) spielen eine entscheidende Rolle bei der Gesunderhaltung des Körpers.

Thera-Band®-Training und Ausdauertraining

Die Bedeutung der Leistungsfähigkeit und des Gesundheitszustandes des Herz-Kreislauf-Systems wird besonders dann deutlich, wenn man sich die Todesfallstatistiken anschaut, nach denen Erkrankungen des Herz-Kreislauf-Systems mit ca. 50 % der Todesfälle zu Buche schlagen. Nun, das Herz ist auch ein Muskel, der trainiert werden muss, um fit zu bleiben. Mit jedem Thera-Band®-Training erhöhen Sie natürlich auch Ihren Herzschlag und geben Ihrem Herzen einen gesundheitserhaltenden Reiz.
Sie können Ihr Thera-Band®-Training aber auch wunderbar mit klassischen Ausdaueraktivitäten (Thera-Band®-Training nach Ihrer Nordic Walking- oder Jogging-Einheit) oder der Koordinationsschulung kombinieren, oder es als Vorbereitung auf die kommende Skisaison oder zum Aufbau der Muskeln nach einer Verletzung nutzen. Der Variation sind keine Grenzen gesetzt.

Wo und wann Sie wollen!

Nicht ohne Grund nennt man das Thera-Band® auch das kleinste Fitnessstudio der Welt. Nutzen Sie es, um immer dann trainieren zu können, wann Sie wollen. In diesem Buch finden Sie isolierte und komplexe Thera-Band®-Übungen für den gesamten Bewegungsapparat und für jedes Fitnesslevel. Am Ende des Buches stehen Ihnen vier Thera-Band®-Programme für Ihr tägliches Fitnesstraining zur Auswahl.

Lebensphilosophie

Um in Form und fit zu sein oder es zu werden, reicht es nicht aus, ein paar Übungen zu machen oder sich vier Wochen nur von Obst und Gemüse zu ernähren. Fangen Sie an eine gesunde Lebensweise als eine ganzheitliche Lebensphilosophie zu sehen und zu praktizieren.
Ich hoffe, dieses Buch hilft Ihnen dabei.

Ihre
Mirelle Dorit Herpel

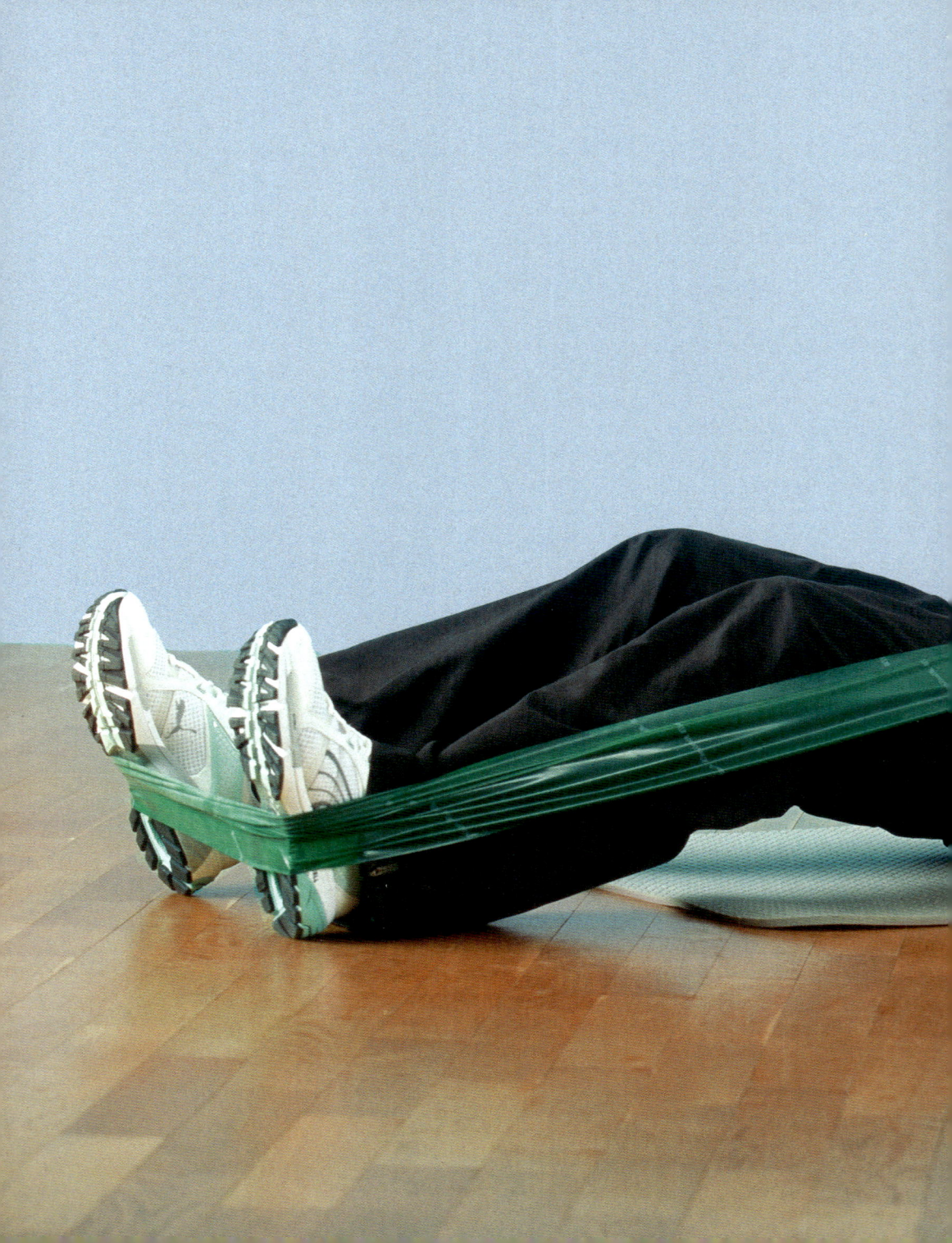

Clever trainieren

Gestalten Sie Ihr Training unkompliziert, aber effektiv. Die richtige Wahl des Thera-Bandes® spielt dabei eine ebenso wichtige Rolle wie zweckmäßige Kleidung und eine gute Selbsteinschätzung. Bald schon werden Sie erste Erfolge spüren.

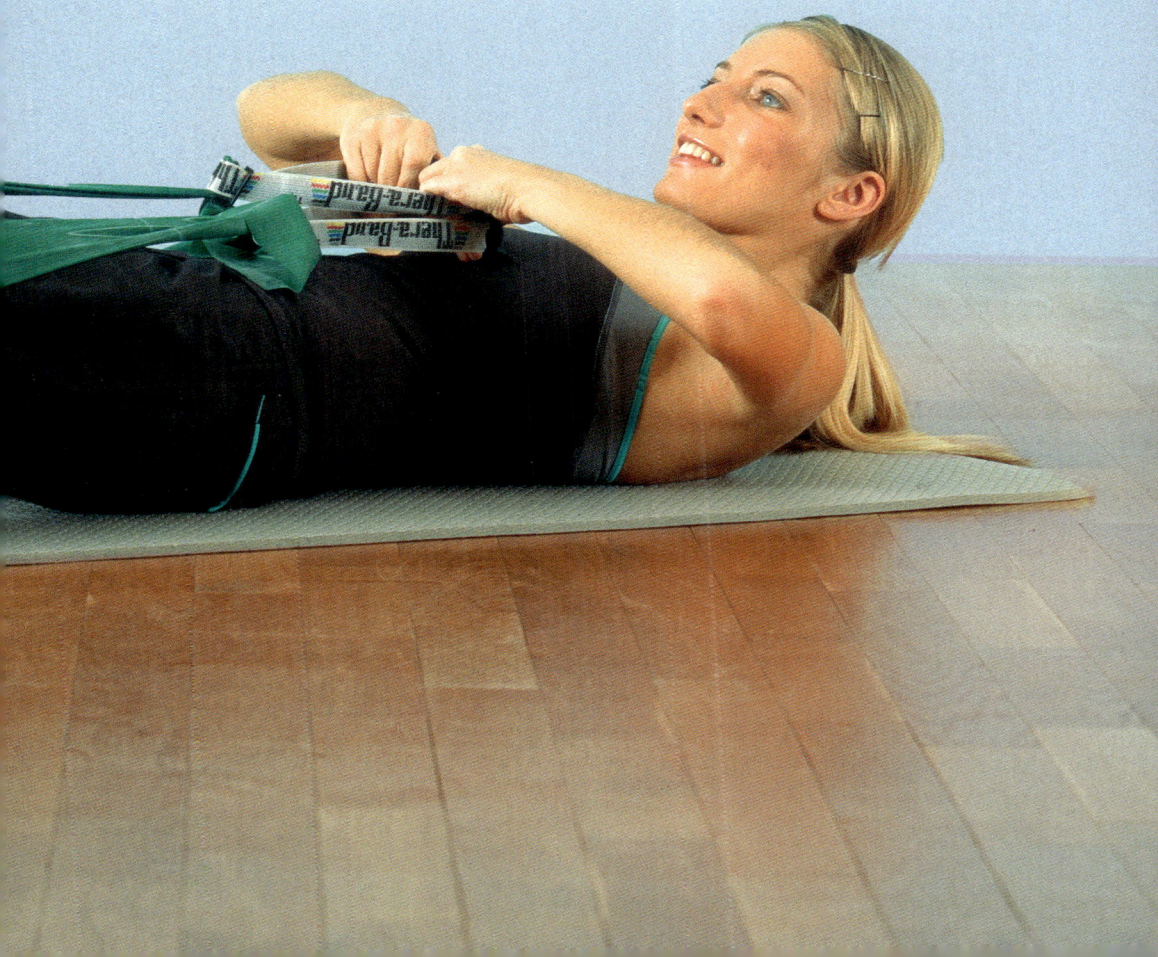

Bevor es losgeht!

Arztcheck

Sind Sie über 35? Oder sind Sie schon seit mehr als 10 Jahren jedem sportlichen Angebot aus dem Weg gegangen? Dann sollten Sie vor Beginn Ihres individuellen Thera-Band®-Programms einen Arzt konsultieren. Er überprüft, ob Ihr Organismus den geplanten körperlichen Belastungen gewachsen ist. Haben Sie keine Angst! Der Arzt wird eine körperliche Bestandsaufnahme machen (Anamnese), Ihren Blutdruck messen, die Lungenfunktion überprüfen und gegebenenfalls Ihr Herz-Kreislauf-System auf seine Leistungsfähigkeit hin überprüfen. Ab 35 lohnt sich auch ein umfassender Gesundheits-Check. Auch wenn Sie für einige Tests etwas aus der eigenen Tasche zahlen müssen: Sehen Sie es als Vorsorgemaßnahme, die Sie alle zwei Jahre wiederholen sollten. Ihr Körper dankt es Ihnen.

Sinnvoller Komplett-Check-up-Plan

- Anamnese (Bestandsaufnahme Körperdaten, akute Schmerzen, Verletzungen und Krankheiten)
- Blutdruckmessung
- Messung des Körperfettanteils
- großes Blutbild (rote Blutkörperchen, weiße Blutkörperchen, Eisengehalt, Aminosäuren, Mineralien, Blutfettwerte unterteilt in Triglyceride, Cholesterin – LDL- und HDL- Anteil, Blutzuckerwerte, Harnsäure, Hormonwerte, antioxidative Kapazität)
- Urintest
- Schilddrüsenfunktionstest
- Lungenfunktionstest
- Muskelfunktionstests

sowie ein
- Belastungs-EKG
- ggf. mit Leistungsdiagnostik

Hatten Sie in den letzten fünf Jahren Gelenkprobleme oder Verletzungen? Leiden Sie an Diabetes mellitus oder an einer anderen Stoffwechselkrankheit? Haben Sie Bluthochdruck? Sind Sie venenkrank?
Wenn Sie eine der Fragen mit ja beantworten konnten, dann sollten Sie, auch wenn Sie noch keine 35 Jahre alt sind, mit einem Arzt Ihres Vertrauens über die geplante Aufnahme der sportlichen Aktivität sprechen.

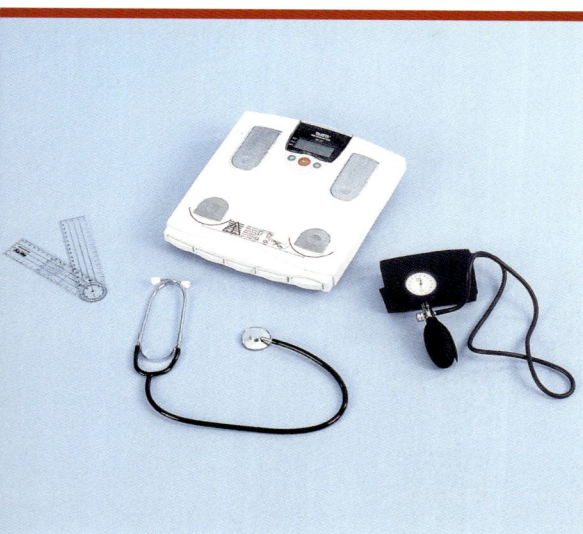

Ein Arztbesuch kann sinnvoll sein.

Haben Sie derzeit akute Schmerzen oder eine Entzündung (z. B. Gelenk oder Zahn)?

Wenn ja, dann sollten Sie auf jeden Fall einen Arzt aufsuchen und Ihren Trainingsstart auf später verschieben.

Auch während Ihres Trainings sollten Sie auf die Durchführung der geplanten Einheiten verzichten, wenn eine oder mehrere der folgenden Kontraindikationen vorliegen oder während einer Übungsausführung auftreten:
- Fieber
- entzündliche Prozesse (auch Zahnentzündungen)
- Schmerzen (im Gelenk, im Muskel, in der Brust, Kopf)
- Übelkeit
- Unwohlsein

Besondere Hinweise für Personen mit Bluthochdruck:
- Verwenden Sie generell für Ihr Training leichte Widerstände.
- Lieber mehr Wiederholungen durchführen, dafür mit einer leichten Bandstärke.
- Achten Sie ganz besonders auf die korrekte Atemtechnik: bei der Anstrengung ausatmen, bei der Erschlaffung einatmen.
- Ziehen Sie Übungen im Stehen oder Sitzen immer den Ausführungsvarianten im Liegen vor!
- Kontrollieren Sie Ihren Blutdruck regelmäßig. Messen Sie ihn auch während des Trainings.
- Trainieren Sie Ihr Herz-Kreislauf-System regelmäßig, mindestens zweimal pro Woche.

Langfristig gesehen bewirkt Ausdauertraining eine Senkung des Blutdrucks.

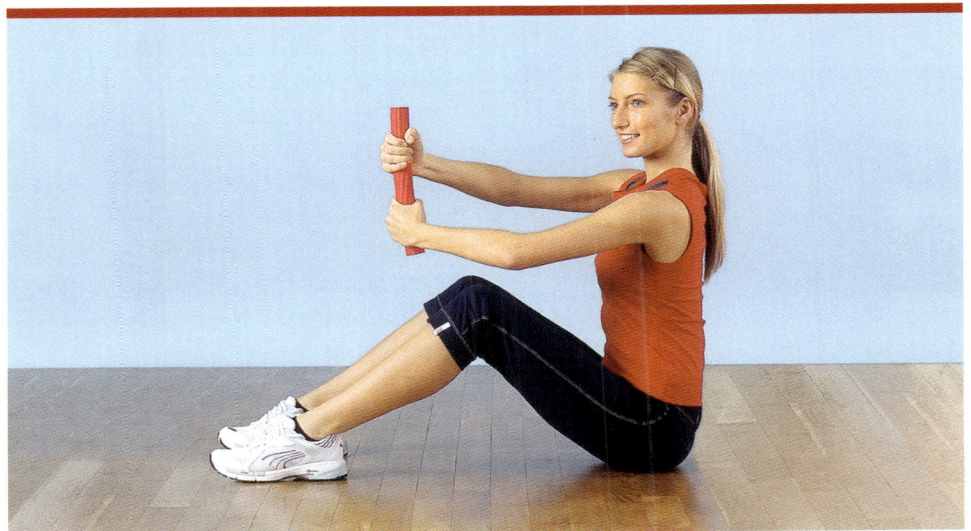

Übung mit dem Thera-Band®-FlexBar.

Ausrüstung

Natürlich brauchen Sie zum Thera-Band®-Training ein Thera-Band®. Allerdings reicht für ein individuelles Ganzkörpertraining mit Thera-Band® ein Band allein nicht aus. Kleine Muskeln, wie der vordere Anteil des Schultermuskels, haben weniger Kraft als eine Muskelkette, wie die Beuge- oder Streckschlinge. Das heißt, ich kann für die unterschiedlichen Übungen nicht ein und dieselbe Bandfarbe, also nicht ein und denselben Widerstand verwenden. Wenn ich nur ein schweres Band, z. B. in der Farbe Blau, kaufe und zum Üben verwende, dann überfordere ich damit den kleinen Schultermuskel. Beim Kauf lediglich eines roten Bandes (leichte Intensität) unterfordere ich hingegen vermutlich die Beinmuskulatur stark. Ihr Thera-Band®-Trainingsequipment muss also aus mehreren Teilen bestehen!

Das originale Thera-Band®-Trainingssystem bietet mittlerweile nicht nur die Naturlatexbänder in acht unterschiedlichen Widerstandsstärken, sondern auch Hilfsmittel, die das Training einfacher und vor allem variabler gestalten. Empfehlenswert ist der Thera-Band®-Türanker. Mit ihm können Sie wie mit einer Kabelzugmaschine trainieren. Die Maschine kostet mehrere tausend Euro, der Anker nur ein paar davon. Die Griffe machen das Halten der Bandenden bei vielen Übungen komfortabler. Die Fußschlaufen ersparen Ihnen lästiges Knoten der Bänder um die Fußgelenke.

Im Zuge der immer öfter auftretenden Latexallergie bietet die Firma Thera-Band® nun auch eine latexfreie Variante der Bänder. Mittlerweile gibt es viele Nachahmer auf dem Markt. Der Laie ist mit dem Angebot meist überfordert. Bitte beachten Sie, dass sich die hier angegebenen Empfehlungen in Bezug auf die Bandfarbe auf die original Thera-Band®-Produkte beziehen. Ich empfehle Ihnen den Kauf von sechs Bändern. Drei Bänder à 2,5 m Länge sowie drei Bänder à 1,5 m in drei aufeinander folgenden Widerstandsstärken, also gelb, rot, grün oder rot, grün, blau. Weiteres Zubehör ist optional, aber empfehlenswert.

Bewahren Sie die Bänder und das Zubehör getrennt voneinander auf. Ihre Bänder geben Sie idealerweise in eine verschließbare Plastikbox. Um die Elastizität zu erhalten, pudern Sie die Bänder regelmäßig mit herkömmlichem Babypuder ein. Entknoten Sie die Bänder nach jedem

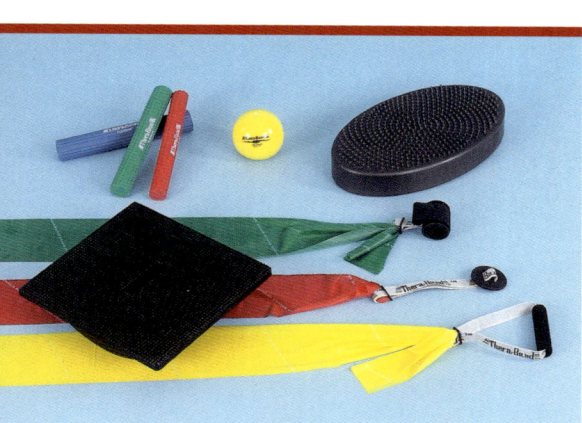

Thera-Bänder® und Zubehör (im Uhrzeigersinn): flexible Übungsstäbe, Soft Weights, Stabilitätstrainer, Fußschlaufen, Türanker, Griffe und Kippbrett.

Training. Lagern Sie die Bänder immer trocken und kühl. Von der Reinigung mit Wasser wird abgeraten. Breiten Sie ein schmutziges Band aus und streichen Sie es mit einem sauberen Tuch ab. Pudern Sie es danach wieder ein.

Vor jedem Trainingsbeginn überprüfen Sie Ihre Bänder auf Einrisse oder Löcher. Sollte ein solcher Defekt bestehen, dann ist dieser Teil des Bandes nicht mehr brauchbar. Es besteht die Gefahr, dass das Band während einer Übungsausführung reißt und Sie sich oder andere verletzen. Sollte ein Einriss nahe der Enden entstanden sein, dann schneiden Sie einfach den defekten Teil ab. Überprüfen Sie, ob das Band noch lang genug für die optimale Durchführung der ausgewählten Übungen ist.

Um Banddefekten vorzubeugen, vermeiden Sie das Tragen von Schmuck, scharfkantigen Gegenständen oder Schuhen mit starkem Sohlenprofil. Besonders lange Fingernägel können das Band leicht schädigen. Vermeiden Sie auch die direkte Sonneneinstrahlung auf die Bänder oder die Lagerung in der Nähe von Heizkörpern.

Bandeigenschaften

Das Thera-Band® ist eigentlich unschlagbar in seinen Eigenschaften:
- Das Naturlatex, aus dem es besteht, macht es besonders elastisch.
- Der Dehnungswiderstand ist dadurch leicht progressiv. Die Widerstandsentwicklung ist fast linear.
- Die Elastizität können Sie aber nur ausnutzen, wenn die Bandlänge für die Übungsausführung geeignet ist. Bei stehenden oder Ganzkörperübungen sollte die Bandlänge

deshalb nicht unter 2,5 m liegen. Für isolierte Armübungen oder Übungen in der Schlaufe empfiehlt sich allerdings ein kürzeres Band (1,5 m). So haben Sie keinen Bandüberschuss, der Sie bei der Übungsausführung behindern könnte.
- Die verschiedenen Bandstärken und die feine Abstufung der Widerstände (siehe Grafik 1) machen eine genaue Dosierung der Kräfte für isolierte und komplexe Übungen für Einsteiger, Fortgeschrittene und Profis ganz einfach möglich.

Richtige Anwendung des Bandes

Um die Effektivität einer Übung zu gewährleisten, ist nicht nur die richtige Bandstärke abgestimmt auf Ihr Trainingsziel entscheidend, sondern in hohem Maße die korrekte Bewegungsausführung sowie Fixierung und Zugrichtung des Bandes.

Bitte beachten Sie zur richtigen Anwendung Folgendes:
- Die Bandfixierung muss immer möglichst genau in Gegenrichtung der Bewegungsendrichtung liegen. (Hinweis: Dies ist allerdings

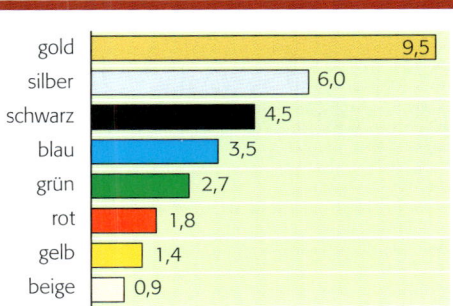

Grafik 1: Kraft in Kilogramm bei 100% Dehnung

Farbe	Kraft (kg)
gold	9,5
silber	6,0
schwarz	4,5
blau	3,5
grün	2,7
rot	1,8
gelb	1,4
beige	0,9

Abhängigkeit von Zugkraft und Bandlänge

Gedehnte Länge cm	Zugkraft in kg							
Ausgangs- länge ca. max. 30 cm	beige extra leicht	gelb leicht stark	rot mittel stark	grün stark	blau extra stark	schwarz sperial stark	silber super schwer	gold max. schwer
50	0,68	1,02	1,58	1,93	2,83	3,40	5,45	7,34
70	1,12	1,35	2,49	2,73	4,08	4,53	7,88	11,01
80	1,22	1,58	2,95	3,18	4,64	5,10	9,07	12,57
90	1,35	1,81	3,40	3,62	5,45	5,89	10,42	13,87

nicht immer möglich!) Strecke ich z.B. die Arme bei der Übung Nackendrücken vertikal nach oben, dann sollte die Bandspannung von vertikal unten kommen. Fixierungsmöglichkeit ist der Stand oder Sitz auf dem Band (vgl. auch Grafik 4).

- Zur Fixierung um die Hände empfiehlt sich die Wickelung (siehe Grafik 2) statt dem krampfhaften Festhalten des Bandes. Halten Sie dazu das Band zwischen Daumen und Zeigefinger. Drehen Sie die Hand nach innen ein, sodass sich das Band breitflächig um die Handmitte und Fingergrundgelenke wickelt. Eine Umdrehung reicht. Wenn Sie das Gefühl haben, dass die Wickelung aufrutscht, dann wickeln Sie das Band mit einer weiteren Drehung um die Hand. Das Band sollte allerdings nicht einschneiden und die Blutzufuhr zu den Fingern beeinträchtigen. Sie können das Band dann mit geöffneten Händen ohne große Kraftanstrengung der Hand- und Unterarmmuskeln halten.

Wickelung des Bandes um die Hände

- Der Thera-Band®-Türanker bietet eine optimale Fixierungsmöglichkeit in der Gegenrichtung (siehe Grafik 3). Die Befestigung ist wesentlich sicherer als das einfache Einhängen oder Einklemmen des Bandes, wodurch schnell Banddefekte entstehen. Außerdem ist die Fixierung wesentlich variabler, denn man kann den Anker millimeterweise nach oben, unten oder seitlich im Türrahmen verschieben.

Einfädelung und Fixierung des Türankers

- Bei allen eingelenkigen Hebelbewegungen sollten Sie berücksichtigen, dass der Muskel nicht in allen Winkelbereichen effektiv arbeitet. Arbeiten Sie deshalb idealerweise zwischen 160° und 30° Gelenkwinkel zwischen Ausgangs- und Endposition (siehe Grafik 4).

Korrekte Gelenkwinkelstellung bei eingelenkigen Übungen

Das Band ist in der Ausgangsposition immer leicht vorgespannt, damit die muskuläre Sicherung über die gesamte Bewegungsdauer gegeben ist (siehe Grafik 5). Besonders am Ende der Bewegungsausführung bei der Rückführung in die Ausgangsposition wird so Verletzungen vorgebeugt.

AUSRÜSTUNG | 15

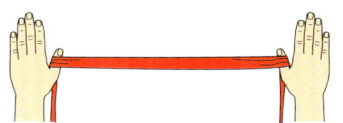
1. Band in Daumengrundgelenk legen.

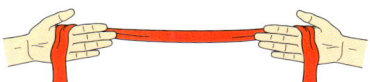
2. Hände nach innen eindrehen, dabei mit Daumen fixieren.

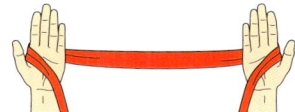
3. Weiterdrehen, bis das Band breitflächig um die Mittelhandknochen liegt.

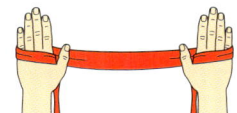
4. Hände um 180° nach innen drehen. Das Band wird mit dem Daumen fixiert.

Grafik 2: Wickeltechnik um die Hände

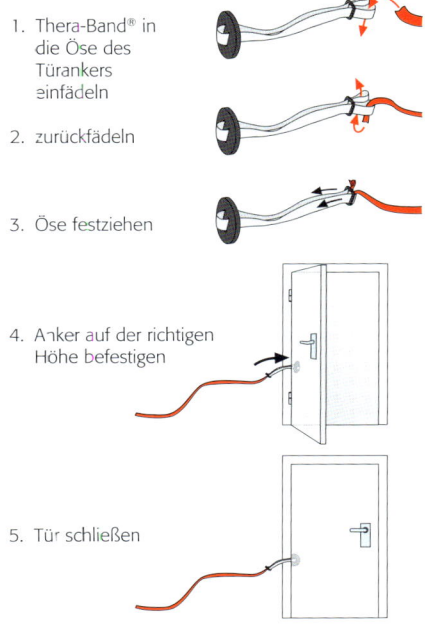
1. Thera-Band® in die Öse des Türankers einfädeln
2. zurückfädeln
3. Öse festziehen
4. Anker auf der richtigen Höhe befestigen
5. Tür schließen

Grafik 3: So wird das Band im Türanker befestigt.

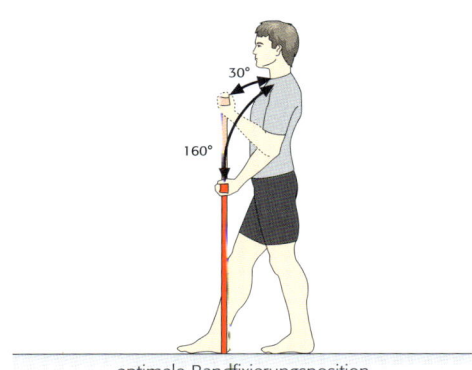
optimale Bandfixierungsposition

Grafik 4: Korrekter Zugwinkel in Ausgangs- und Endstellung am Beispiel Biceps Curl

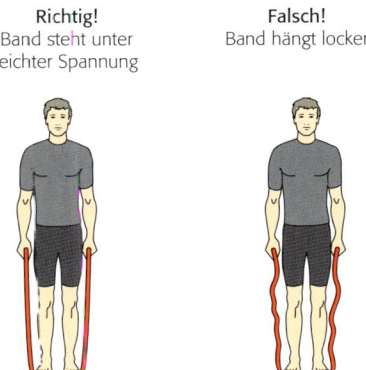
Richtig!
Band steht unter leichter Spannung

Falsch!
Band hängt locker

Grafik 5: Richtige und falsche Bandspannung in der Ausgangsposition

Gut geplant

Hinter jeder Aktion steckt ein Ziel oder warum haben Sie sich dieses Buch gekauft? Wenn es um Ihr Training geht, dann sollten Sie zunächst ein konkretes Ziel formulieren, damit sich Ihre Anstrengungen mit dem Thera-Band® auch lohnen. Die folgenden Informationen werden Ihnen helfen, Ihr individuelles Training auf Ihre Wünsche und Bedürfnisse abzustimmen, damit Sie auch in sechs Monaten sagen können: »Es hat sich gelohnt! Ich habe etwas erreicht.« Denn wenn Sie einfach so vor sich hin trainieren, wird das Thera-Band® wahrscheinlich nach einer Woche in der Ecke liegen. Um Ihr Training richtig planen zu können und vor allem zielgenau zu steuern, bedarf es einiger Basisinformationen, die helfen das Nachfolgende besser zu verstehen.

Trainingslehre Basics

Der Körper hat die Fähigkeit sich auf Neues einzulassen und sich anzupassen! Wenn Sie ihn fordern, dann verändert er sich. Er schafft dadurch immer mehr. Diese Adaptationsfähigkeit spiegelt sich im Grundprinzip der Superkompensation (vgl. Grafik 6) wider.

Wenn wir trainieren, ermüdet der Körper. Hören wir auf, dann erholt sich unser Körper. Wenn wir ihm ausreichend Zeit geben, dann erfolgt die Erholung sogar über das Ausgangsniveau hinaus. Der Körper wappnet sich also für kommende, höhere Belastungen. Er steigert seine Leistungsfähigkeit. Damit diese nicht wieder abebbt, müssen Sie für Ihre Zielerreichung weitere Trainingsprinzipien beachten:

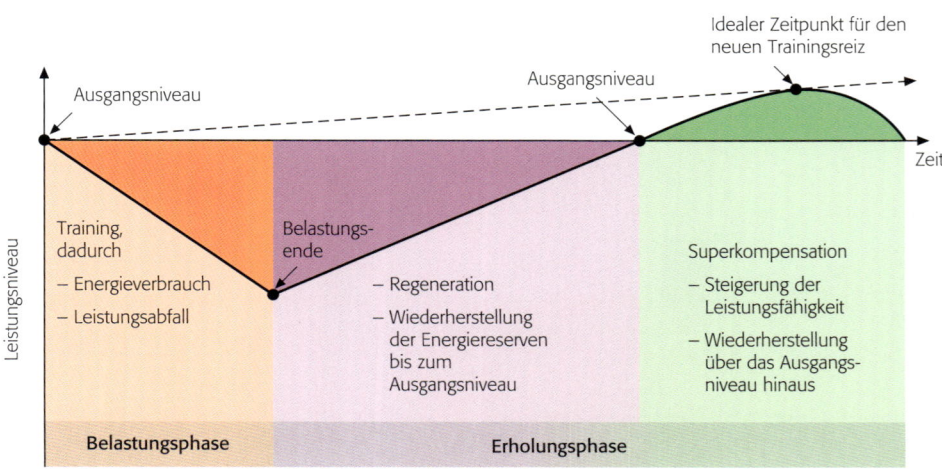

Grafik 6: Das Prinzip der Superkompensation

Ziele, Inhalte und zeitlicher Rahmen einer Trainingseinheit

Ablauf der Trainingseinheit	Ziel	Inhalte	Mögliche Zeitdauer*
1. Aufwärmen	Erhöhung der Körperkerntemperatur	Ganzkörperbewegungen (siehe ab Seite 32)	5–12 min.
	Einzelne Gelenke aufwärmen und beweglich machen	Isolationsbewegungen	
2. Training mit dem Thera-Band®	Kraftsteigerung / Kraftausdauerverbesserung einzelner Muskeln oder Muskelsysteme Körperschwerpunkte wie Rücken, Knie, u.a.	Übungen für einzelne Muskeln/Muskelgruppen/ Muskelsysteme (siehe ab Seite 40) Thera-Band®-Programme (siehe ab Seite 119)	20–50 min.
3. Abwärmen, Dehnen und Entspannen	Muskeln auf Ausgangslänge zurückbringen Entspannung von Körper und Geist	Mobilisationsübungen Dehnübungen (siehe ab Seite 112) Entspannen nach Musik, spezielle Techniken	5–10 min.

* Natürlich muss Ihr Training nicht unbedingt 30–60 Minuten dauern. Bei den Thera-Band®-Programmen ab Seite 119 finden Sie Beispiele ab 2 Minuten Trainingsdauer.

Prinzip der allmählichen Belastungssteigerung

Wenn der Körper mehr leisten kann, dann müssen Sie auch die Belastung langsam nach oben anpassen. Für Ihr Thera-Band®-Training heißt das: mehr Wiederholungen oder mehr Sätze oder einen höheren Widerstand, also ein stärkeres Band verwenden. Überprüfen Sie alle 6–12 Wochen, ob die Bandstärke für die jeweilige Übung noch adäquat ist. Besonders der untrainierte Körper passt sich sehr schnell an die gegebene Belastung an.

Prinzip der optimalen Relation von Belastung und Erholung

Wir müssen dem Körper nach einer Trainingseinheit ausreichend Zeit für seine Erholung geben. Belasten wir einen trainierten Muskel, ohne dass er sich richtig erholen konnte, dann sinkt die Leistungsfähigkeit. Es ist nicht gut, wenn Sie als Trainingseinsteiger Ihren Körper von null auf hundert belasten, also z.B. gleich zu Beginn jeden Tag trainieren. Bedenken Sie: Mehr bringt nicht unbedingt mehr. Es kommt eher zu einer chronischen Ermüdung, die die Leistungsfähigkeit stetig immer weiter herabsetzt. In der Fachsprache nennt man das auch Übertraining, bei dem es im schlimmsten Fall zu einer Verletzung kommt. Und das war es dann mit den guten Vorsätzen.

Allerdings sollte die Pause zwischen den Trainingseinheiten auch nicht zu lang sein. Wenn Sie nur alle zwei Wochen eine Trainingseinheit durchführen, können Sie ein erreichtes Fitnessniveau vielleicht halten, aber keine Fitness aufbauen. Zwei Trainingseinheiten pro Woche sollten es für den Einstieg sein. Die Pause dazwischen sollte 48 Stunden nicht unter- und 72 Stunden nicht unbedingt überschreiten. Orientieren Sie sich an der Wochenplanung auf Seite 24. So klappt der Einstieg bestimmt.

Prinzip der Variation
Um den Körper – und im Fall des Thera-Band®-Trainings, die Skelettmuskeln – möglichst variabel auszubilden, um für alle Anforderungen des alltäglichen Lebens gewappnet zu sein, sollten Sie ihn möglichst facettenreich beanspruchen. Nutzen Sie im Laufe des Trainingsprozesses die Elemente der Variation ab Seite 26.

Prinzip der sprunghaften Belastungssteigerung
Sie sind Bewegungsfreak oder einfach der fortgeschrittene Fitnesssportler? Dann sollten Sie Ihren Körper in regelmäßigen Abständen richtig fordern bzw. ihn mit ganz ungewohnten Reizen »schocken«, damit er wieder eine Leistungssteigerung erfährt. Das kann mit den Komplexübungen geschehen oder mit der Verwendung einer instabilen Unterlage. Oder wechseln Sie doch mal für vier Wochen Ihre Trainingsmethode. Die Ausführungsvariante »Endkontraktion« (siehe Seite 30) hilft bestimmt.

Prinzip der Individualität
Bei allen Prinzipien und Methoden sollten Sie Ihr »Ich« nicht vergessen. Wenn Ihnen eine Ausführungsvariante nicht gefällt, dann lassen Sie diese einfach weg. Wenn Sie körperlich eingeschränkt sind, dann werden Sie leider nicht alle Übungen und Ausführungsvarianten dieses Buches nutzen können. Akzeptieren Sie Ihre persönlichen Voraussetzungen und trainieren Sie nach Ihrem Wohlgefühl.

Aufbau einer Trainingseinheit
Jede Trainingseinheit sollte einen Anfang, einen Hauptteil und ein Ende haben. Nehmen Sie sich bewusst Zeit für das Aufwärmen und auch die Dehnung der Muskulatur nach getaner Arbeit mit dem Band. Besonders ältere Menschen sollten sich für das Warm-up etwas mehr Zeit lassen, da bei ihnen aufgrund des geringeren Wasseranteils im Körper die Elastizität von Bändern und Sehnen nachlässt.

Jetzt stellt sich nur noch die Frage, wie viele Übungen wähle ich aus? Für welche Körperbereiche? Und in welcher Reihenfolge führe ich Sie aus? Antworten finden Sie in den nächsten beiden Abschnitten!

Trainingsvielfalt

Der größte Feind eines jeden Trainingserfolgs ist die Langeweile. Variieren Sie daher Ihr Trainingsprogramm. Variationen können durch unterschiedliche Grundhaltungen, aber auch unterschiedliche Trainingsmethoden gestaltet werden. Ein und dieselbe Übung beschert Ihnen, anders ausgeführt, ein ganz neues Trainingserlebnis. Zudem erhalten Sie mit den Variationen den Spaß am Training.
Aus dem Thera-Band® in Kombination mit dem nützlichen Zubehör, wie z. B. Fußschlaufe und Kippbrett (siehe Seite 12), entsteht eine unfassbare Anzahl an Übungsmöglichkeiten, der kein Buch gerecht werden kann.

Individuell trainieren

Ihr Ziel sollte sein, ein individuell auf Ihre Bedürfnisse abgestimmtes Programm für sich zu erstellen. Wie funktioniert das?
Ein individueller und zielgerichteter Trainingsprozess läuft immer nach demselben Schema ab (vgl. Grafik 7):

1. Ziel

Sie haben Wünsche, die Sie in Ihre persönlichen Trainingsziele umformulieren sollten. Eine Aussage wie »Mein Körper soll straffer werden!« ist nicht konkret genug. Formulieren Sie genau: Was wollen Sie bis zu welchem Zeitpunkt erreichen? Vielleicht möchten Sie auf einzelne Muskelbereich besonderen Wert legen, z. B. die Bauchmuskulatur, die durch die Schwangerschaft an Straffheit verloren hat. Oder Sie haben als Spätfolge einer Verletzung ein instabiles Gelenk, dessen stabilisierende Muskeln Sie trainieren möchten.
Legen Sie sich einen genauen Zeitrahmen fest. Bis wann soll das Ziel erreicht sein? Bleiben Sie dabei aber bitte realistisch. In sechs Wochen wird es niemand zur Topmodellfigur schaffen.

2. Planung

Um die einzelne Einheit und Ihr Training über mehrere Wochen zu planen, müssen Sie wissen, mit welchen Methoden Sie was erreichen können und was Sie beim Aufbau der Einheit und der Übungsabfolge beachten müssen.

■ Trainingsmethoden

Sie sind Einsteiger und wollen die Ausdauerleistungsfähigkeit Ihrer Muskeln verbessern? Die Muskeln straffen, ohne große Muskelberge aufzubauen? Oder einen bestimmten Muskelbereich nach einer Verletzung schonend belasten? Dann nutzen Sie die Kraftausdauermethode:
Suchen Sie ein Band, mit dem Sie die Übungen mindestens 20-mal korrekt ohne Ausweichbewegungen ausführen können. Bei der zwanzigsten Wiederholung sollte sich der Muskel leicht bis mittel ermüdet fühlen. Sie werden sich je nach Körperbereich gelbe, rote und grüne Thera-Bänder® anschaffen müssen. Planen Sie die Durchführung von 1–2, später 3 Sätzen.
Sie wollen Kraft aufbauen und Ihr Muskelwachstum steigern? Dann sind Sie sicher fortgeschritten! Setzen Sie die Hypertrophiemethode für sich um:

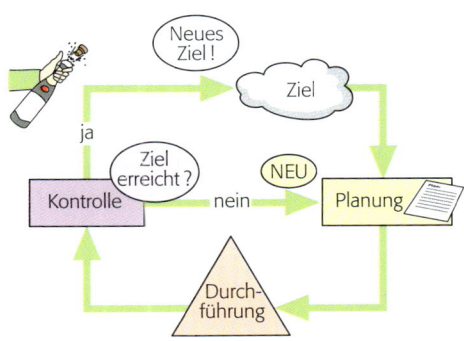

Grafik 7: Trainingsprozess – Ziel, Planung, Durchführung und Kontrolle

Suchen Sie ein Band, mit dem Sie die jeweilige Übung mindestens 8-mal korrekt ohne Ausweichbewegung ausführen können. Bei der achten Wiederholungen sollte sich der Muskel ermüdet fühlen, aber nicht völlig erschöpft. Sie werden sich sicher grüne, blaue und schwarze Thera-Bänder® anschaffen müssen. Bei dieser Methode werden 3–5 Sätze pro Muskel durchgeführt. Die Pausen zwischen den Sätzen sollten 1–3 Minuten lang sein. Je intensiver Sie trainieren, desto länger die Pause.

Auch ein Methodenmix ist möglich, d.h. dass einzelne Muskeln innerhalb der Trainingseinheit nach der Kraftausdauermethode, andere nach der Hypertrophiemethode trainiert werden.

■ Übungsauswahl

Suchen Sie sich Ihre Übungen bezogen auf Ihr Ziel aus. Wenn Ihr Ziel die Ganzkörperstraffung ist, dann wählen Sie entsprechend für den gesamten Körper Übungen aus. Sie können sich auch Schwerpunkte legen, wie Bauchmuskeln oder Gesäß und Oberschenkel. Wählen Sie für diese Muskeln dann mehrere Übungen, für die weniger wichtigen Muskeln nur eine Übung.

Manchmal liegt die Übungsauswahl aufgrund vorliegender Gelenkprobleme oder Verletzungen ganz nah. Sie hatten z.B. eine Knieverletzung und wollen nun alle Muskeln, die das Kniegelenk stabilisieren, trainieren. Oder es sind einzelne Körperbereiche schwächer und andere stärker ausgeprägt und Sie wollen die Dysbalance korrigieren.

Für Einsteiger empfiehlt sich eine Übungsanzahl von 6–10 einfachen Übungen pro Einheit. Die Anzahl ist aber auch abhängig von Ihrem Zeitbudget pro Trainingseinheit und von der Anzahl der Sätze (als Einsteiger 1–2), die Sie durchführen möchten.

Fortgeschrittene führen bis zu 12 Übungen von je 2–5 Sätzen aus. Nutzen Sie die beschriebenen Übungs- und Ausführungsvarianten.

■ Übungsreihenfolge

Bei einem Ganzkörpertraining haben Sie Übungen für unterschiedliche Muskeln. Das ist relativ einfach, denn Sie müssen nur darauf achten, dass nicht ein und derselbe Muskel direkt hintereinander trainiert wird. Außerdem sollten Sie das Training der Rumpfmuskeln (Bauch- und Rückenmuskulatur), die bei jeder Übung als Stabilisatoren der Ausgangsposition fungieren, immer ans Ende der Übungsreihe stellen.

Das klassische Satztraining ist in der Praxis der gesundheits- und fitnessorientierten Aktivitäten nur noch selten anzutreffen. Die Abfolge der Übungen nach dem Circuitprinzip ist nämlich wesentlich zeiteffizienter, weil die Pausenzeiten zwischen den einzelnen Sätzen fast komplett wegfallen. Es entsteht allerdings ganz automatisch eine Pause zwischen den Übungen, da das Bandmaterial und ggf. Zubehör vorbereitet und fixiert werden müssen.

Eine Variation des Satztrainings mit Effizienzgarantie ist die Abfolge der Übungen nach dem Agonist-Antagonist-Prinzip. Trainieren Sie Spieler und Gegenspieler im Wechsel, z.B. Armbeuger, danach Armstrecker, oder die gerade Bauchmuskeln, dann den Rückenstrecker. Eine Variation des Satztrainings, bei der Sie sicher sein können, dass kein Muskel überfordert wird, ist die Übungsabfolge nach dem Oberkörper-Unterkörper-Prinzip. Führen Sie im Wechsel eine

Übung für Muskeln am Oberkörper, z. B. den Armbeuger, dann eine Übung für die Muskeln am Unterkörper, z. B. Beinbeuger, durch.
Es ist nicht von Nachteil, wenn sich die Übungspositionen immer wieder abwechseln, also 1. Übung im Stehen, 2. Übung im Vierfüßlerstand, 3. Übung im Sitz, usw. Es gibt zwar elegantere Planungen, der ständige Wechsel bewirkt, dass das Training intensiver gefühlt wird. Suchen Sie sich nun Übungen aus dem Übungskatalog ab Seite 40 für Ihr individuelles Training aus.

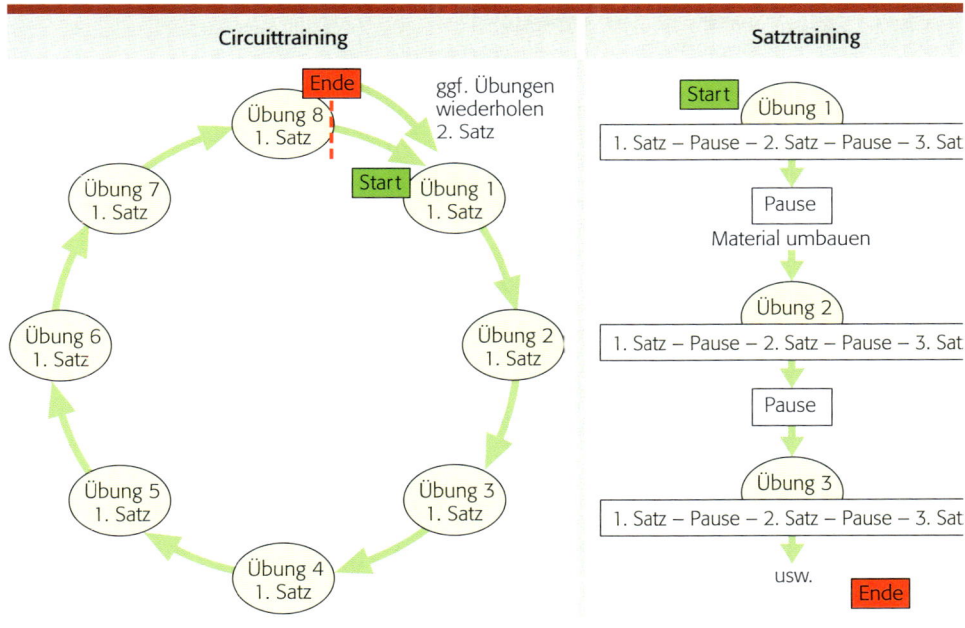

Grafik 8: Vergleich von Circuit- und Satztraining

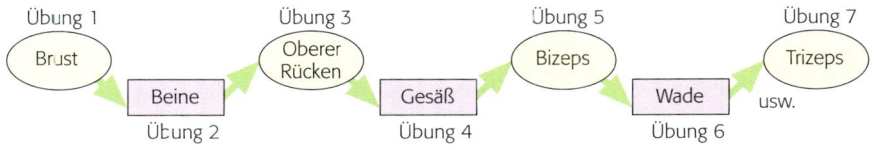

Das Oberkörper-Unterkörper-Prinzip

Trainingsziele – Fallbeispiele

Fallbeispiele	Hintergrund	Was muss ich beachten?
Ziel – Rückenproblematik vorbeugen oder in den Griff bekommen	Rückentraining heißt immer Ganzkörpertraining, denn es gibt fast keinen Muskel, der die Funktion der Wirbelsäule nicht auf irgendeine Art und Weise beeinflusst. Vor allem die Steigerung der Beinkraft entlastet den Rücken. Sie wollen präventiv etwas gegen Verspannungen, Muskelschwäche, usw. tun, dann wählen Sie entsprechende Übungen für die einzelnen Körperbereiche aus dem Übungskatalog aus.	Bestehen akute Schmerzen? Arzt aufsuchen, auf Schmerzsymptome bei einzelnen Übungen achten, Übung unter Schmerzen nicht ausführen. Bestehen muskuläre Dysbalancen? Wenn ja, dann müssen genaue Vorgaben für das Training eingehalten werden. Bestehen anatomische Verformungen? Nutzen Sie professionelle Anleitung.
Ziel – Schulterstabilisation	Das Schultergelenk ist unser beweglichstes Gelenk. Dabei ist es muskelgeführt und hat eine schlechte Bandsicherung. In der Achselhöhle ist das Gelenk zudem völlig ungeschützt, wodurch die Verletzungsanfälligkeit (z. B. Luxation) enorm hoch ist. Aber auch durch die beengten Gelenkstrukturen nach oben gegen das Schulterdach hin ist die Schulter mit Überlastungsschäden (Bursitis, Impingement Syndrom) häufig betroffen.	Treten bei einer Schulterübung Schmerzen auf, die immer wiederkehren, dann sollten Sie sofort einen Arzt aufsuchen. Trainieren Sie vorbeugend alle das Gelenk ausführenden Bewegungen wie Innen- und Außenrotation, Abduktion (Armabspreizen), Adduktion (Armheranführen), Anteversion (Armvorheben), Retroversion (Armrückführen), transversale Ad- und Abduktion (Arme auf der Horizontalen zum Körper heranführen und wieder nach außen führen). Als Einsteiger natürlich mit niedrigem Widerstand (gelbes/rotes Band).
Ziel – Körpergewicht verlieren und Bodystyling	Ich hoffe, es ist auch schon zu Ihnen vorgedrungen, dass Bauchmuskeltraining alleine keinen flachen Bauch und keinen Sixpack hervorruft. Letzterer liegt nach jahrelangem Bauchtraining wahrscheinlich unter dem Fettgewebe, das alleine durch regelmäßiges Krafttraining aber leider nicht verschwindet.	Aktivieren Sie regelmäßig (mind. 3 × pro Woche) Ihr Herz-Kreislauf-System. Kombinieren Sie Ihr Ausdauertraining mit (anschließenden) Thera-Band®-Kraftausdauer-Sequenzen.

3. Durchführung

Führen Sie das Training dann auch über einen festgelegten Zeitraum mit aller Konsequenz durch. Bedenken Sie: Alles was Sie tun, machen Sie für sich. Tragen Sie am besten feste Trainingszeiten in Ihren Kalender ein. Nehmen Sie diese Zeiten so wichtig wie einen Arzttermin oder ein Meeting. Es ist auch hilfreich ein Trainingstagebuch zu führen, also zu protokollieren, wann, wie lange und was man trainiert hat. In den ersten beiden Trainingseinheiten testen Sie für jede ausgewählte Übung die Bandfarbe in Bezug auf die festgelegte Wiederholungszahl.

Im Übungsteil sind bewusst keine Empfehlungen zu den Bandfarben angegeben. Die Übungen können sowohl von Einsteigern, von Fortgeschrittenen sowie von Leistungssportlern genutzt werden. Jeder wird eine andere Bandfarbe nutzen. Einsteiger generell die leichten (gelb) bis starken (grün) Widerstände. Je isolierter die Übung einen Muskel beansprucht, desto leichter muss die Bandstärke sein. Je mehr Muskeln an der Übungsausführung beteiligt sind, desto stärker sollte die Bandstärke sein. Die richtige Bandwahl ist entscheidend für die Erzielung des gewünschten Trainingseffekts. Wenn Sie merken, dass das ausgewählte Band Ihnen zu viel oder zu wenig Widerstand gibt – Sie also Ihre Wiederholungszahlen nicht erreichen oder aber 15 Wiederholungen mehr als vorgegeben ausführen können (statt 20 schaffen Sie locker 35) –, dann wechseln Sie die Bandfarbe. Oder spannen Sie das ausgewählte Band mehr oder weniger vor.

4. Kontrolle

Kontrollieren Sie auch, ob Ihr Training etwas bringt. Überprüfen Sie nach zwölf Wochen regelmäßigen Trainings zum ersten Mal, wo Sie stehen. Wie weit sind Sie Ihrem Ziel schon näher gekommen?

Wenn man erwarten kann, dass die Zielerreichung länger dauert, dann setzt man sich Teilziele. Sie merken aber auch während der Einheiten, ob Sie sich verbessern. Die Übungen fallen Ihnen mit der Zeit immer leichter. Sie können stetig mehr Wiederholungen bei gleicher Bandstärke durchführen. Sie schaffen die Variante für Fortgeschrittene. Sie können ein stärkeres Band verwenden. Und so weiter. Gegebenenfalls erfolgt eine Zielkorrektur oder die Formulierung eines neuen Zieles und der Prozess von Planung, Durchführung und Kontrolle beginnt von neuem.

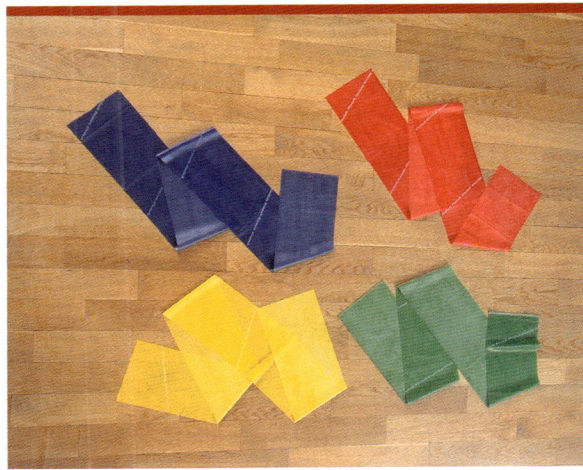

Grafik 9: Das Agonist-Antagonist-Prinzip

Thera-Bänder® in unterschiedlichen Stärken (Bandfarben)

So fange ich an

Mögliche Wochenplanung

Woche 1–2	Montag	Dienstag	Mittwoch	Donnerstag	Freitag	Samstag	Sonntag
Eingewöhnung		TBT* 30–45 min. Programm		Power im Büro		TBT* 30–45 min. Programm	
Woche 3–6 Verbesserung	Power im Büro 5 min.	TBT* 45–60 min. Programm		Power im Büro 5 min.		TBT* 45–60 min. Programm	
Woche 7–12 Stabilisierung und Variation	Power im Büro 5 min.	TBT* 60 min. Programm		Power im Büro 5 min.		TBT* 60–75 min. Programm	
Woche 13–24 (Veränderung neue Übungen), Stabilisierung und Variation	Fit am Morgen 5–15 min.	TBT* 60 min. Programm	Power im Büro 5 min.	TBT* 60 min. Programm		TBT* 60 min. Programm	

* Thera-Band®-Training

Die Tabelle »Veränderung der Belastungskomponenten« zeigt Ihnen auf einfache Art und Weise, wie Sie starten sollten und nach welchem Schema Sie im Laufe des Trainingsprozesses getreu dem Prinzip der allmählichen Belastungssteigerung (vgl. Seite 16) die Belastung anpassen.

Eine mögliche Wochenplanung finden Sie in der gleichnamigen Tabelle. Achten Sie auf die optimale Pausenlänge zwischen den Trainingseinheiten von 48 bis 72 Stunden. Wenn Sie also montags trainieren möchten, dann empfiehlt sich bei zwei Trainingseinheiten pro Woche die nächste Einheit am Donnerstag oder Freitag durchzuführen. Bei drei Trainingseinheiten trainieren Sie zusätzlich Mittwoch und Freitag oder Donnerstag und Samstag.

Nutzen Sie auch Kurzprogramme – zu Hause oder im Büro –, um Ihre wöchentliche Aktivität zu steigern. Sie erlauben es Ihnen auch
- öfter die Woche (mehrere 15 Minuten Workouts)

oder sogar
- mehrmals am Tag (3-mal 2 Übungen über den Tag verteilt, z. B. jeweils 30 Minuten vor den Mahlzeiten) zu trainieren.

Die Tabelle auf der folgenden Seite zeigt Ihnen, wie Sie die Belastung Ihres Trainings im Laufe der ersten 12 Trainingswochen verändert und auf welche Komponenten und Veränderungen Sie für ein gelungenes, effektives Training achten müssen. Bereits nach 6 Wochen können Sie mit den ersten Variationen beginnen.

Veränderung der Belastungskomponenten beim Einsteiger im Laufe des Trainingsprozesses

So fange ich an! Woche 1–6	So geht es nach 6 Wochen weiter!	So geht es nach 12 Wochen weiter!
Wählen Sie 6–10 Übungen Ihrem Trainingsziel entsprechend aus. Die Bewegungsgeschwindigkeit ist generell langsam und kontrolliert.	Verändern Sie die ausgewählten Übungen mit den Elementen der Variation (ab Seite 26) 7./8. Woche: Griff-/Fußstellungen 9./10. Woche: Geschwindigkeit verändern 11./12. Woche: Floormixes bei Armkräftigung/Armbewegungen bei Beinkräftigung, uni-/bilateral o.Ä. Beachten Sie: Nicht jede Variation ist bei jeder Übung umsetzbar!	Suchen Sie sich neue Übungen für die einzelnen Körperbereiche aus; ggf. bis 12 Übungen Verfahren Sie in den kommenden Wochen nach dem gleichen Prinzip: → Eingewöhnung → Verbesserung → Stabilisierung → Variation
Führen Sie alle Übungen in den ersten beiden Wochen (Gewöhnungswochen) im ersten Satz zunächst immer ohne Band »trocken« aus. In den Wochen 3–6 können Sie darauf verzichten.		Neue Übungen ggf. zunächst »trocken« (ohne Band) ausführen.
Führen Sie 1–2 Sätze, mit je 20 Wiederholungen durch. Die Wiederholungszahlen können in den Wochen 3–6 sukzessive steigen.	Führen Sie 2–3 Sätze pro Übung aus. Wiederholungszahl ggf. wieder auf 20 reduzieren. Bei der Gestaltung können Sie mit den zeiteffizienten Prinzipien Circuit, Agonist/Antagonist oder dem Oberkörper/Unterkörper spielen.	Mehr als 3 Sätze pro Übung sollten es nicht sein. Variieren Sie lieber mit Übungsvarianten für ein und denselben Muskel.
Gewöhnen Sie sich mit einem leichten Widerstand (gelbes/rotes/grünes Band) an die korrekte Übungsausführung.	Steigern Sie ggf. die Thera-Band®-Stärke: gelb → rot rot → grün grün → blau * die Farbauswahl bezieht sich auf das original Thera-Band®! Bei einer Erhöhung der Satzzahl muss keine Steigerung in Bezug auf die Bandstärke erfolgen.	Testen Sie wieder für jede neue Übung die Bandstärke aus. Wenn Ihr Ziel die Kraftausdauersteigerung ist, dann sollten Sie mit dem Band mindestens 20 Wdh. durchführen können!
Beginnen Sie mit 2 Trainingseinheiten pro Woche	Steigern Sie die Zeitdauer und/oder die Einheiten pro Woche. 2 → 3 Trainingseinheiten 45 min. → 60 min.	Behalten Sie Zeitdauer und Trainingseinheiten pro Woche bei.

So wird variiert

Mit dem Thera-Band® können Sie Ihr Leben lang trainieren und es wird Ihnen und Ihrem Körper nicht langweilig, d.h. Sie könnten Ihre Fitness Ihr Leben lang steigern, wenn Sie das Prinzip der Variation beherzigen. Ich wiederhole es gerne: Der Körper ist ein Gewohnheitstier. Er passt sich sehr schnell an immer wiederkehrende Belastungen an. Für Sie heißt das, dass Sie Ihrem Körper in regelmäßigen Abständen (alle 4–6 Wochen) etwas Neues bieten müssen. Schon eine kleine Variation, z.B. die Veränderung der Handhaltung, reicht für den Einsteiger aus, um den Muskel anders zu beanspruchen.

Je länger Sie bereits trainieren, desto ausgefallener muss der Reiz sein. Kombinieren Sie nach Lust und Laune! Sie denken, das ist schwer? Nicht mit dem Thera-Band®-System in Kombination mit den nachfolgenden **Elementen der Variation:**

- die Ausgangsposition der Übung verändern.
- Man kann (fast) jede Übung in unterschiedlichen Ausgangspositionen (hüft- oder schulterbreiter Stand, Ausfallschritt, Kniestand, Sitz, Vierfüßlerstand, Bauchlage, Seitenlage, usw.) durchführen. Der Muskel wird dadurch immer ein bisschen anders belastet und passt sich den neuen Anforderungen an. So lernt er immer etwas Neues dazu.

Führen Sie z.B. die Übung »Biceps Curl« statt im Stehen einmal im Sitzen, in der Rückenlage oder in der Rückenlage kombiniert mit der Bauchmuskelübung »Crunch« aus.
Bitte beachten Sie die jeweiligen Anweisungen zur korrekten Ausgangsposition, bevor Sie mit der eigentlichen dynamischen Übung beginnen.

Hüftbreiter Stand: Stehen Sie aufrecht mit hüftbreit geöffneten Beinen. Füße stehen parallel. Beugen Sie leicht im Kniegelenk. Ziehen Sie den Bauchnabel nach innen.

Weiter Stand: Öffnen Sie die Beine weit, Fußspitzen zeigen dabei im 45°-Winkel nach außen. Knie sind deutlich gebeugt, der Kniewinkel ist noch über 100°.

Schrittstellung: Machen Sie aus dem hüftbreiten Stand einen kleinen Schritt nach vorne. Beide Beine sind leicht gebeugt. Beide Fersen haben Bodenkontakt und zeigen nach vorn. Der Oberkörper ist aufrecht. Denken Sie auch an den regelmäßigen Wechsel der Fußposition.

Ausfallschritt (Lunge): Machen Sie aus dem hüftbreiten Stand einen weiten Schritt nach vorne. Beide Beine sind gebeugt. Das vordere Knie steht über dem Fußgelenk. Die hintere Ferse ist vom Boden abgehoben. Das Gewicht ist auf beiden Beinen gleichmäßig verteilt. Halten Sie den Oberkörper aufrecht.

Einbeiniger Stand: Stehen Sie aufrecht, Belastung auf einem Bein. Halten Sie das Standbein im Kniegelenk leicht gebeugt. Ziehen Sie den Bauchnabel nach innen.

Kniestand: Knien Sie sich hin, sodass die Knie hüftbreit geöffnet sind und Ihre Unterschenkel am Boden aufliegen. Strecken Sie Ihre Füße oder stellen Sie die Fußspitzen auf, so wie es Ihnen am angenehmsten ist. Halten Sie Ihren Körper in der Hüfte gestreckt. Oberkörper und Oberschenkel bilden eine Linie.

Kanutenstand: Senken Sie aus dem Ausfallschritt ein Knie zum Boden ab. Stellen Sie sich vor, Sie sind ein Kanute im Kanadier und beginnen zu paddeln. Oberkörper aufrecht mit guter Rumpfspannung. Beide Beine sind 90° gebeugt. Das vordere Knie steht über dem Fußgelenk, das hintere Knie steht unter dem Hüftgelenk. Machen Sie den hinteren Fuß lang oder stellen Sie die Fußspitzen auf.

Sitz: Sitzen Sie aufrecht, z. B. auf einem Stuhl. Die Füße sind hüft- oder schulterbreit aufgestellt. Die Beine sind ca. 90–100° gebeugt. Sitzen Sie auf einem Step, dann kann der Kniewinkel größer oder kleiner sein, je nach Übung. Spüren Sie Ihre Sitzbeinhöcker. Kontrollieren Sie ggf. die richtige Beckenposition, indem Sie jeweils eine Hand mit der Handfläche nach oben unter eine Pobacke legen. Bewegen Sie Ihr Becken vor und zurück. Halten Sie die Position, bei der Sie die Spitzen der Höcker in Ihren Handflächen spüren. Ziehen Sie den Bauchnabel leicht zur Wirbelsäule. Der Kopf ist gerade, der Blick nach vorne.

Vierfüßlerstand: Gehen Sie auf alle Viere, sodass die Schultergelenke über den Handgelenken und die Hüftgelenke über den Kniegelenken stehen. Halten Sie den Kopf in Verlängerung der Wirbelsäule, Blick zur Unterlage.

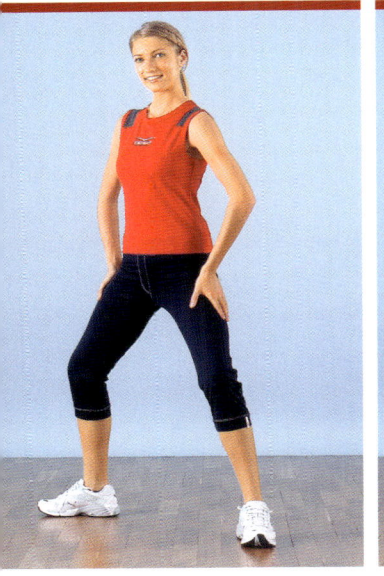
Weiter Stand

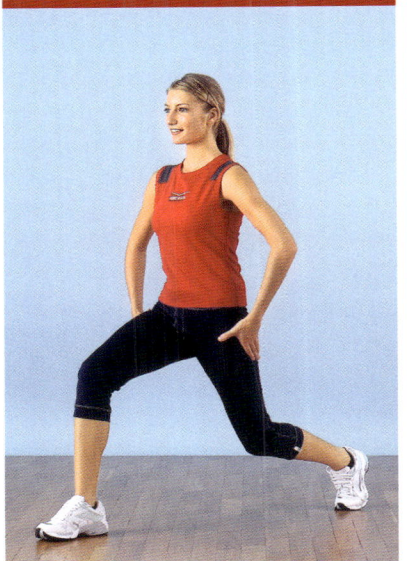
Ausfallschritt

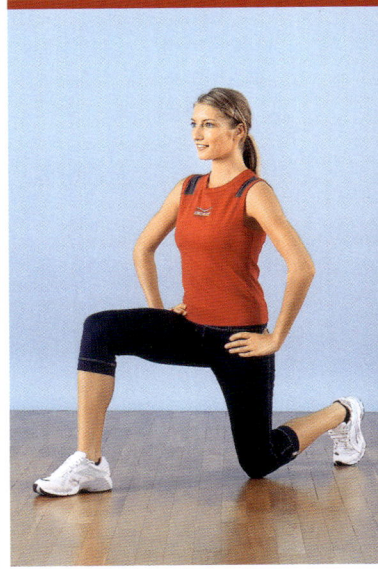
Der Kanutenstand

MEIN TIPP

Wenn Sie Probleme mit dem Handstütz haben, denn versuchen Sie, sich auf den Fingergrundgelenken abzustützen.

Versuchen Sie die Wirbelsäule in Ihrer natürlichen Schwingung zu halten, also weder ein Hohlkreuz zu bilden noch einen flachen oder einen runden Rücken zu machen. Die Ellbogengelenke sind minimal gebeugt, Finger zeigen nach vorn.

Unterarmstütz: Wie Vierfüßlerstand. Sie senken Ihren Körperschwerpunkt nur weiter ab und stützen sich auf den Unterarmen auf. Das Problem mit ggf. schmerzenden Handgelenken besteht hier nicht.

Seitenlage: Legen Sie sich auf die Seite. Der bodennähere Arm wird nach oben ausgestreckt. Den Kopf können Sie bequem hier ablegen. Der bodenferne Arm stützt vor der Brust im 90°-Winkel den Oberkörper. Halten Sie eine gute Rumpfspannung. Um ein mögliches Umkippen zu verhindern, winkeln Sie zusätzlich das untere oder beide Beine im Knie und der Hüfte leicht an, je nach Übungsausführung.

Bauchlage: Legen Sie sich in Bauchlage auf eine Matte. Legen Sie die Stirn zunächst auf einem Handrücken ab. Stellen Sie die Fußspitzen auf. Spannen Sie das Gesäß und die Beine an. Ziehen Sie den Bauchnabel in Richtung Wirbelsäule. So wird das Becken aufgerichtet und man verhindert, dass bei einer Übungsausführung mit einem langen Hebel – z. B. Beinretroversion (Beinrückheben) – eine Hyperlordose (Hohlkreuzhaltung) entsteht. Legen Sie ggf. ein gerolltes Handtuch auf Höhe des Bauchnabels zwischen Matte und Körper.

Rückenlage: Legen Sie sich in Rückenlage auf eine Matte. Achten Sie darauf, dass der Kopf entspannt in Verlängerung der Wirbelsäule liegt, ziehen Sie die Schultern und Schulterblätter bewusst etwas nach unten. Beugen Sie die Beine leicht, ziehen Sie die Fußspitzen an und üben Sie mit den Fersen etwas Druck auf den Boden aus.

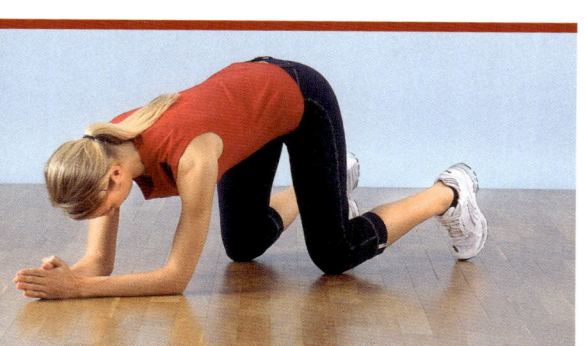

Unterarmstütz

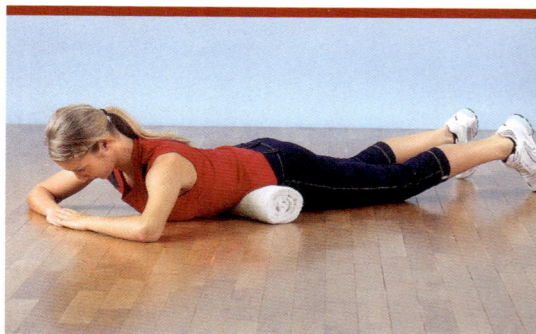

Bauchlage

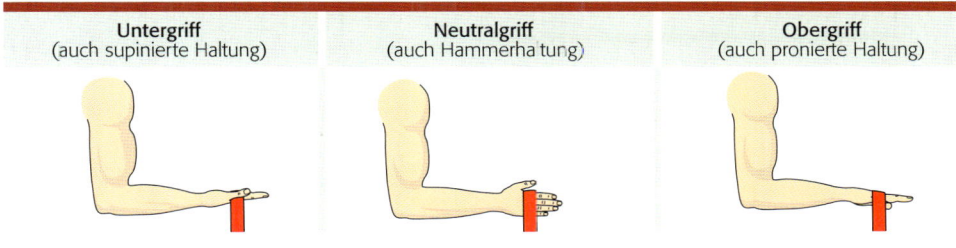

Griffvarianten

Übungsvarianten für einen Muskel

Nutzen Sie die Vielfalt der Übungen. Für jede Muskelgruppe gibt es mehrere Übungen, die jeweils eine neue Anforderung bedeuten. Warum immer nur Liegestütz?

Griffvarianten

Am Beispiel der Übung »Biceps Curl« für den zweiköpfigen Armbeuger (M. biceps brachii) möchte ich Ihnen verschiedene Griffvarianten zeigen:

- Untergriff oder supinierte Handhaltung: Die Handflächen zeigen in der Ausgangsposition nach vorne (bei 90° angewinkelten Armen nach oben).
- Neutralgriff oder Hammerhaltung: Die Handflächen zeigen zueinander/mittig.
- Obergriff oder pronierte Handhaltung: Die Handflächen zeigen in der Ausgangsposition nach hinten (bei 90° angewinkelten Armen nach unten).
- Gedrehter Griff: Die Handflächenposition wechselt innerhalb eines Bewegungszyklus. Starten Sie in der Ausgangsposition im Obergriff (Handflächen zeigen nach unten). Während der Armbeugebewegung nach oben werden die Hände gedreht. In der Endposition zeigen die Handflächen in gebeugter Armhaltung nach oben (= Untergriff).

Fuß-Positionsvarianten

Im Krafttraining nutzt man unterschiedliche Fußstellungen, um einen Muskel auf unterschiedliche Weise zu beanspruchen.

Zusammen oder im Wechsel – (Uni-/Bilateral)

Warum immer beide Arme gleichzeitig zum Biceps Curl beugen? Sie geben Ihrem Gehirn einen neuen Reiz, indem Sie die Arme im

HINWEIS

Ein Muskel hat meist mehrere Köpfe oder besteht aus unterschiedlichen Teilen mit unterschiedlichen Faserverläufen. Deshalb ist es wichtig, die einzelnen Muskelteile optimal zu fordern. Dazu reichen meist minimale Veränderungen im Bewegungsablauf. Im hüftbreiten Stand können die Füße z. B. parallel, nach außen gedreht oder nach innen gedreht stehen.

HINWEIS

Als Faustregel gilt: Alle vier bis sechs Wochen sollte eine Veränderung erfolgen!

Wechsel bewegen, d. h. wenn der rechte Arm kontrahiert, also gebeugt wird, dann wird der linke gestreckt, und umgekehrt. Dieser Wechsel zwischen uni- und bilateraler Übungsausführung geht natürlich auch mit anderen Übungen wie z. B. Triceps Extension, Latziehen oder Rudern.

Bewegungsgeschwindigkeit

Variieren Sie die Geschwindigkeit, mit der Sie eine Übung ausführen. Als Einsteiger sollten Sie die Übungen langsam und kontrolliert ausführen. Je langsamer eine Übung ausgeführt wird, desto länger wirkt die Kraft bei gleicher Wiederholungszahl auf den Muskel und die Ausführung ist somit anstrengender. Spielen Sie mit den Geschwindigkeiten. Zählen Sie mit und bewegen Sie sich auf eins schnell nach unten und auf drei langsam nach oben – und umgekehrt.

Hebel

Auch die Veränderung des Hebels macht das Training mit Band einfacher oder schwerer. Wenn ich den Hebel vergrößere, dann ist die Übung an sich schwerer, was beim Auseinanderziehen des Bandes spürbar wird.

Dynamisch – statisch

Das Thera-Band® ist eigentlich dafür gemacht, um es auseinander zu ziehen, also dynamisch zu arbeiten. Nun haben die Muskeln natürlich Bewegungsfunktion, aber auch in vielen Situationen eine Haltefunktion. Diese Muskelarbeit nennt man statisch oder isometrisch. Kombinieren Sie doch einfach im Rahmen Ihrer »variablen Trainingsphase« dynamische und statische Übungsabschnitte. Ziehen Sie das Band auseinander und halten Sie im höchsten Punkt der Muskelkontraktion die Bandspannung ca. 8–15 Sekunden, bevor Sie wieder in die Ausgangsstellung zurückkommen.

Bewegungsamplitude

Als Einsteiger sollten Sie die Übungen über das größtmögliche Bewegungsausmaß durchführen, ohne ein Gelenk zu überstrecken. Bei eingelenkigen Übungen wird der Muskel ohnehin im Winkelbereich zwischen 30° und 160° am effektivsten trainiert. Im Fortgeschrittentraining macht es aber auch Sinn, phasenweise nur den ersten oder den zweiten Teil der Bewegung auszuführen.

Endkontraktion

Diese Form des Trainings ist eine intensive Variante, bei der der Bandwiderstand aufgrund kleiner, pulsierender Bewegungen im höchsten Punkt der Muskelkontraktion pro Wiederholung länger auf den Muskel einwirkt. Es empfiehlt sich eine Endkontraktionszahl von 3–4. Am Beispiel des Biceps Curls: Aus der Ausgangsposition (ca. 160° Gelenkwinkel) Arm beugen, in höchster Beugestellung (ca. 30° Gelenkwinkel) vier kleine Beugebewegungen, Arm wieder in die Ausgangsposition strecken.

Kontraktion in leicht verkürzter Stellung

Bei Drückbewegungen, wie Kniebeugen, Liegestützen, Bankdrücken, usw. ist keine Endkontraktion möglich. Um auch bei diesen Übungen intensiver arbeiten zu können, werden im Anfangsstadium der Kontraktion kleine pulsierende Bewegungen ausgeführt. Am Beispiel der Kniebeuge (Start aus der 90°-Winkelstellung): Beine leicht strecken (Winkel ca. 105°), in dieser Position 4-mal minimale Beuge- und Streckbewegungen ausführen, Beine strecken und wieder in die Ausgangsposition (90°-Winkel) zurückkehren.

Armvariationen bei Beinkräftigung

Um die Koordinationsleistung des Gehirns – in diesem Fall die Koppelungsfähigkeit von Arm- und Beinbewegungen – zu trainieren, führen Sie zu der Beinkräftigungsübung eine oder mehrere Armbewegungen aus. Diese können auch zur Kräftigung mit dem Thera-Band® erfolgen.

Floormixes bei Armkräftigung

Die Armkräftigung mit Thera-Band® wird begleitet von einfachen »Low-Impact«-Bewegungsmustern. Zum Beispiel Übung 11 Nackendrücken mit der Kniebeugebewegung ausführen oder Übung 27 Latziehen mit Step Touch.

Propriozeptives Training

Sind Sie bereits fortgeschritten und suchen neue Herausforderungen? Dann verwenden Sie ein instabiles Trainingsgerät, wie den Thera-Band®-Stabilitätstrainer, den Pezziball, den Therapiekreisel oder das Kippbrett, um Ihre Propriozeptoren zu trainieren. Ich nenne es die intermuskuläre Herausforderung, denn bei Ausführung der herkömmlichen Übung auf einer wackeligen Unterlage werden körpereigene Rezeptoren aktiviert, die in unseren Muskeln, Sehnen, Bändern und Gelenken eingelagert sind. Diese speziellen Bewegungsorgane nehmen jede noch so kleine Änderung über die Lage eines Gelenks und den Spannungszustand der gelenkumspannenden Muskeln wahr. Ziel dieses Trainings ist, die Schnelligkeit zu verbessern, mit der die Rezeptoren Informationen weiterleiten.

HINWEIS

Beachten Sie bitte im Übungsteil die Beschreibungen für alle ausführbaren Übungen ganz genau. Vor allem für die zahlreichen Varianten, die nicht bebildert werden konnten.

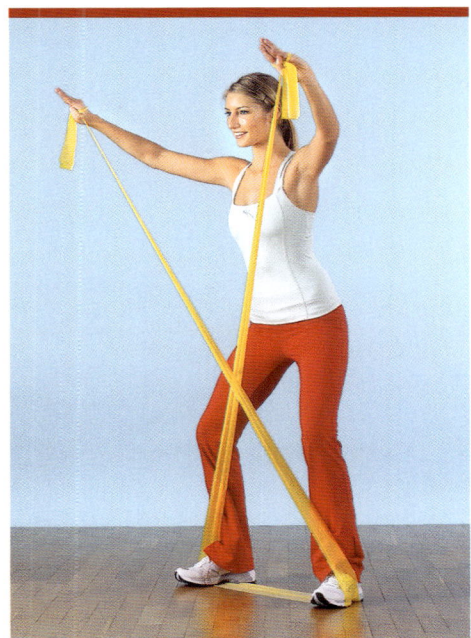

Bei dieser Übung zur Armkräftigung kann z. B. die Beinstellung variiert werden.

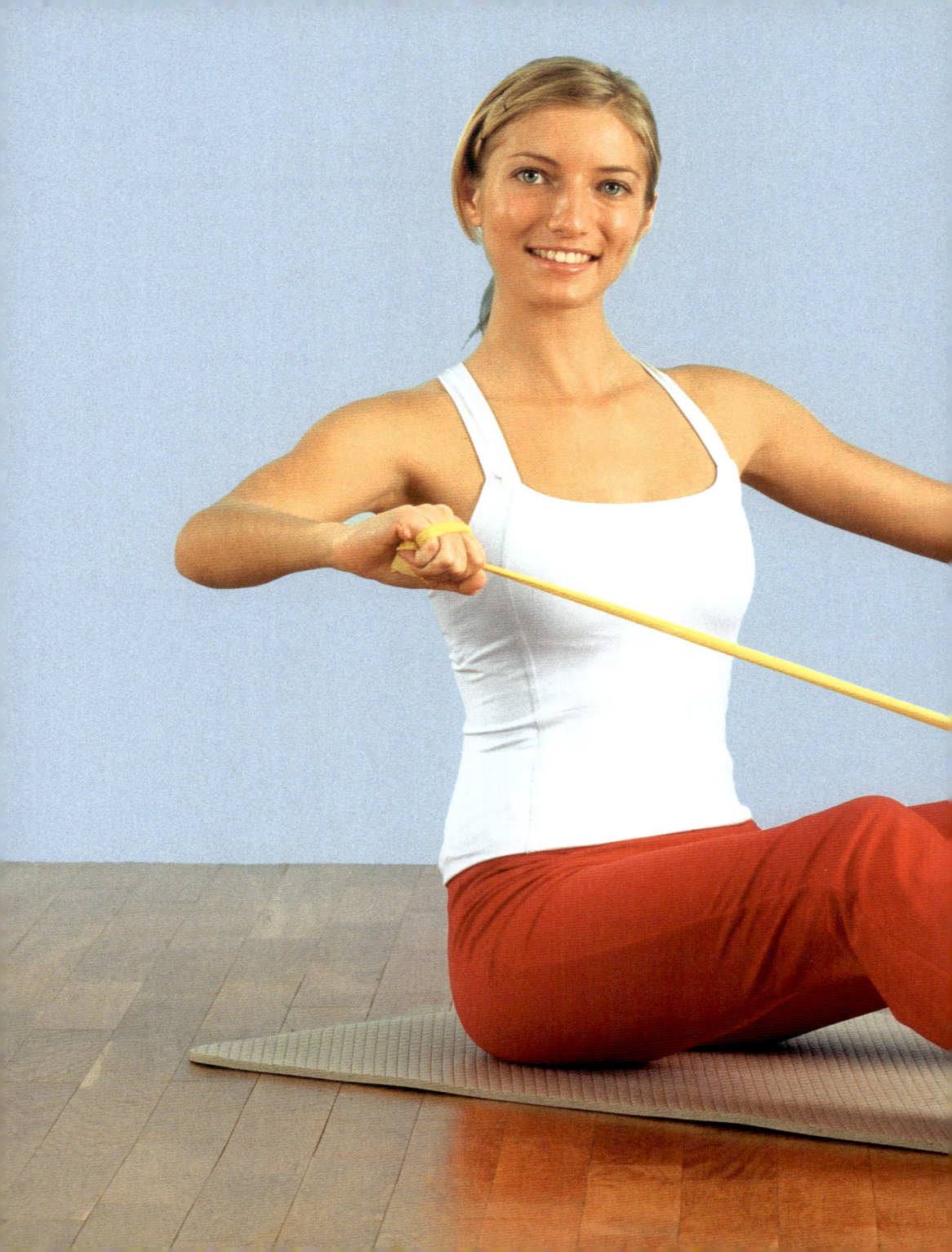

Trainingspraxis: Training mit dem Thera-Band®

Das Thera-Band® bietet eine Vielzahl an Trainingsmöglichkeiten für den ganzen Körper. Lernen Sie die einfache Umsetzung eines gezielten und gesunden Trainings mit »dem kleinsten Fitness-Studio der Welt« kennen.

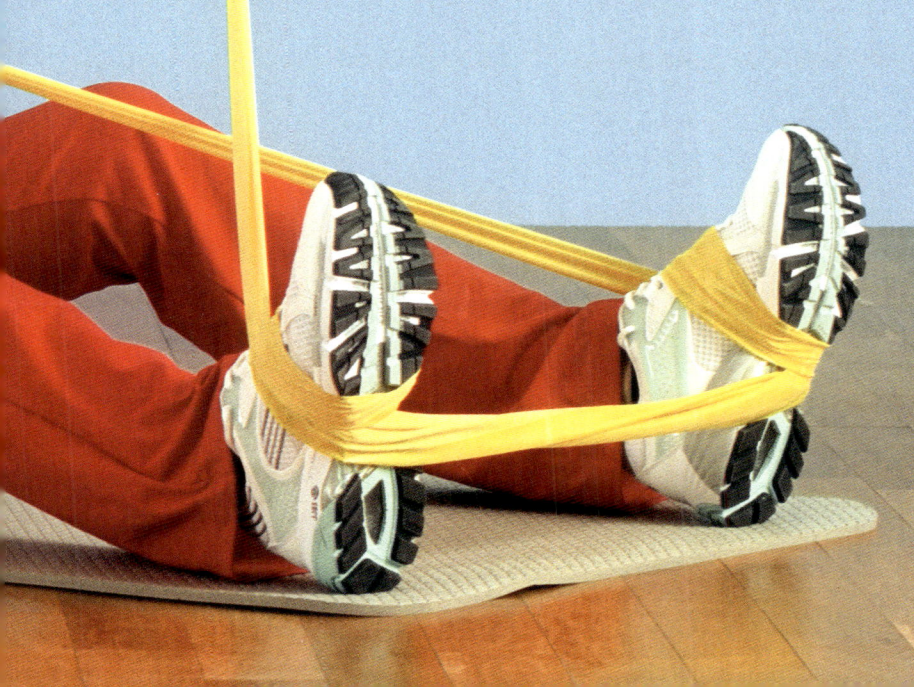

Ideen zum Aufwärmen

Bevor Sie mit dem Thera-Band® loslegen, sollten Sie Ihren Körper auf Betriebstemperatur bringen. Durch Ganzkörperaufwärmübungen erhöhen Sie die Herzfrequenz, steigern die Körperkerntemperatur und regen den Stoffwechsel an. Mit spezifischen Isolationsübungen bereiten Sie den Körper und vor allem die Gelenke auf die Belastung vor.

Das Warm-up sollte zwischen 5 und 12 Minuten dauern. Je älter Sie sind, desto länger sollten Sie sich für die Erwärmung Ihres Körpers Zeit nehmen. Besonders Knorpel, Sehnen und Bänder brauchen diese Zeit.

Spezifisches Aufwärmen mit Band

Wippen: Beugen und strecken Sie die Knie im Wechsel leicht, sodass Sie ins Wippen kommen, als ob Sie von Ihrem Lieblingsmusikstück mitgerissen werden. Rollen Sie dabei die Schultern im Wechsel nach hinten.

Fersenheben: Heben Sie beide Fersen gleichzeitig nach oben. Nur die Fußballen haben noch Bodenkontakt. Stellen Sie sich vor, Sie werfen dabei mit beiden Händen einen Basketball zum Korb. Spannen Sie Ihre Rumpfmuskeln an. So können Sie einfacher das Gleichgewicht halten.
Variation: Heben Sie die rechte und linke Ferse im Wechsel an. Rotieren Sie dabei leicht im Oberkörper, sodass immer die gegengleiche Schulter nach vorn kommt. Z. B.: Rechte Schulter vor, linke Ferse gehoben, dabei linkes Knie gebeugt.

Marschieren: Marschieren Sie am Platz. Halten Sie ein kurzes Thera-Band® halbiert in beiden Händen. Führen Sie Armbewegungen wie Armbeugen, Arm-nach-vorne-Heben, Schulterrollen,

HINWEIS

Mit Musik geht alles besser! Verwenden Sie rhythmische Musik mit einer Beatzahl von zirka 125 pro Minute.

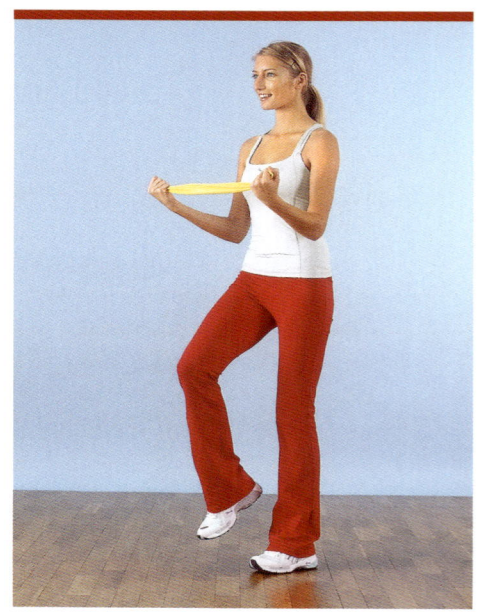

Marschieren mit Bizepscurl

u. v. m. aus, um Schulter-, Ellbogen- und Handgelenke vorzubereiten.
Variation: Legen Sie mehrere Bänder im Raum aus. Marschieren Sie kreuz und quer durch den Raum. Machen Sie abwechselnd an einem der Bänder halt und führen Sie eine Übung aus. Z. B. die Bänder umlaufen, über die Bänder balancieren, darüber steigen, darüber hüpfen, seitlich über das Band hin und her steigen (Step Touch) oder tappen.

Aufwärmen am Step

Basic Step: Steigen Sie auf den Step oder die unterste Stufe einer Treppe (rechts, links) und dann wieder hinunter (rechts, links). Achten Sie darauf, dass der ganze Fuß aufgesetzt wird. Wechseln Sie nach einer Minute das Bein, mit dem Sie zuerst aufsteigen. Zur Koordinationsschulung führen Sie Armbewegungen aus, z. B. Armbeugen, Armvor- oder -seitheben.

Lift Steps: Setzen Sie den rechten Fuß mittig auf den Step und heben Sie das linke Knie nach oben, linker Fuß wieder zurück auf den Boden, rechter Fuß folgt. Bei dem nächsten Aufstieg auf den Step setzt der linke Fuß zuerst auf. Bei dieser Variationen brauchen Sie keinen Fußwechsel durchzuführen, da der Fuß automatisch wechselt.
Variationen: Statt das Knie nach vorn zu heben, können Sie ein Bein seitlich abspreizen, aus der Hüfte gestreckt nach hinten führen oder mit gebeugtem Bein die Ferse Richtung Gesäß führen.

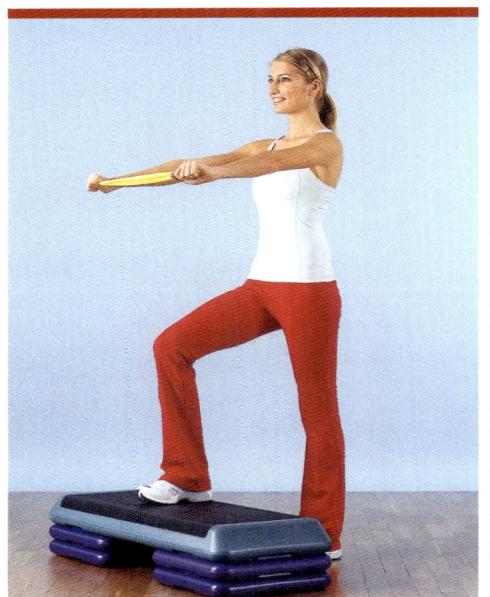

Basic Step mit Armvorheben

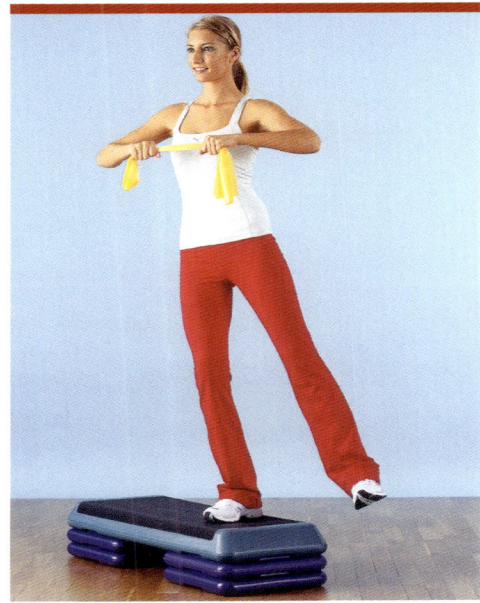

Leg Lift Side mit Chicken-Armen

Low-Impact-Bewegungsformen

Step Touch: Stehen Sie mit geschlossenen Füßen. Gehen Sie mit dem rechten Fuß einen Schritt nach rechts und ziehen Sie den linken Fuß an den rechten Fuß heran. Wiederholen Sie mit links zur anderen Seite. Armbewegung: Armseitheben
Variation »Raumbewegungen«: Bewegen Sie sich mit den einzelnen Bewegungen im Raum! Z. B. 4 Step Touch vor, 4 am Platz, 4 zurück, 4 am Platz.

Side-to-side: Halten Sie die Beine weit geöffnet und verlagern Sie das Gewicht immer im Wechsel vom rechten auf den linken Fuß nach rechts und links. Beugen Sie in der Mitte die Beine und strecken Sie sie wieder, wenn Sie die Seite gewechselt haben. Schwingen Sie die Arme locker nach rechts und links.

Leg Curl (Ferse zum Gesäß ziehen): Bewegen Sie sich in der Side-to-side-Bewegung. Ziehen Sie nun auf der rechten Seite die linke Ferse zum Gesäß und auf der linken Seite die rechte Ferse. Armbewegung: Armbeugen (Biceps Curl)

Knee Lift Side (Knieheben zur Seite): Bewegen Sie sich in der Side-to-side-Bewegung oder

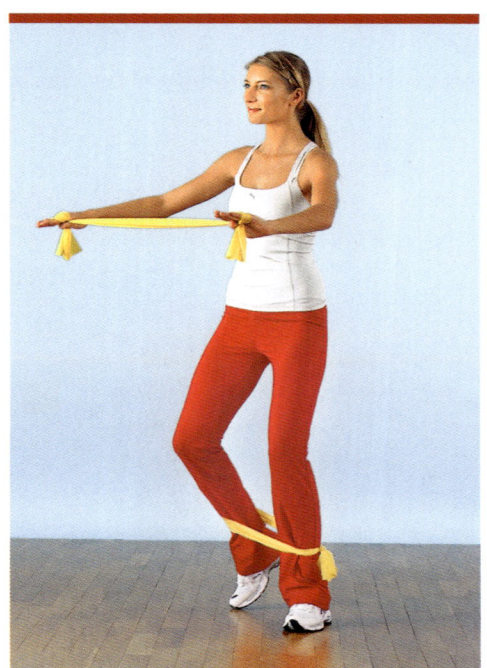

Step Touch mit Armabduktion

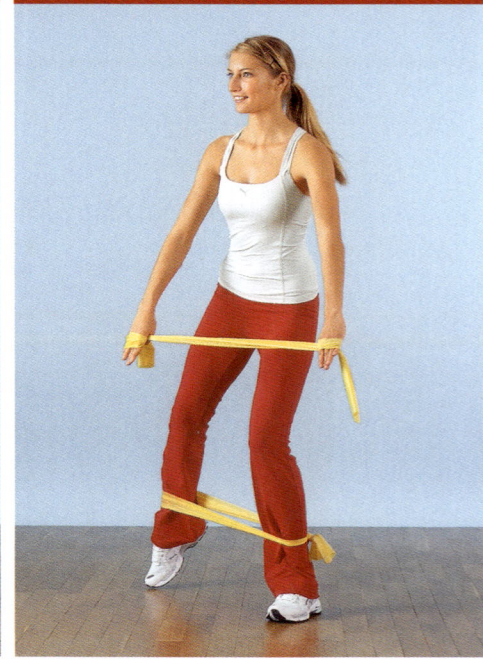

Side-to-side mit Armschwung

in der Leg Curl-Bewegung. Heben Sie nun auf der rechten Seite das linke Knie zur Seite hoch und auf der linken Seite das rechte Knie. Armpush zur Seite. Bewegen Sie die Knie von der Seitwärtsbewegung langsam nach vorne, sodass die Knie im Wechsel vor dem Körper gehoben werden und die Füße eng unter dem Körperschwerpunkt geführt werden. Armbewegung: Armpush nach oben, auch gegengleich zum Bein im Wechsel möglich.

Variation »Armbewegungen«: Wenn Sie sich koordinativ herausfordern möchten, dann kombinieren Sie doch die Beinewegungen mit einfachen Armbewegungen. Z. B. Step Touch mit Armseitheben oder Knee Lift mit Armstrecken im Wechsel über den Kopf. Beispiele finden Sie bei den Übungsbeschreibungen auf den folgenden Seiten.

HINWEIS

Wenn Sie ein kurzes Thera-Band® (1,5 m, Farbe rot oder grün) zur Schlaufe binden, dann können Sie die genannten Aufwärmübungen auch als Beinkräftigungsvarianten in der Fortbewegung durchführen. Die Schlaufe sollte so eng sein, dass das Band bei hüftbreiter Beinöffnung leicht unter Spannung steht.

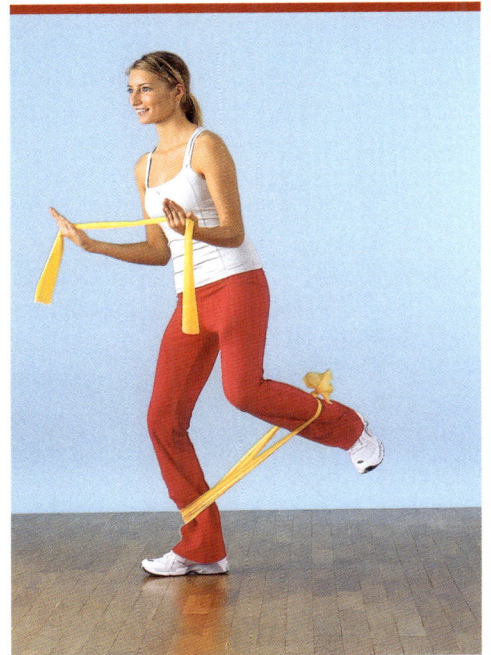

Leg Curl mit Biceps Curl

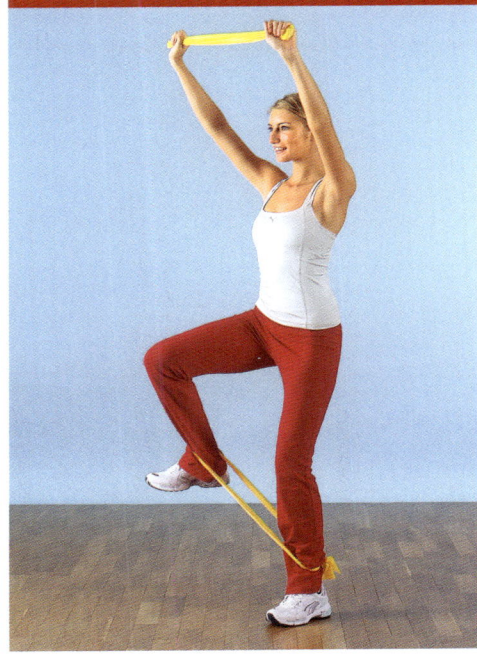

Armpush nach oben

Aufwärmen mit Gymnastikball

Prellen: Gehen Sie durch den Raum und prellen Sie den Ball vor sich her. Variieren Sie: mal mit der rechten Hand, mal mit der linken oder gleichzeitig mit beiden Händen.
Bleiben Sie am Platz stehen und prellen Sie den Ball so kräftig wie möglich mit beiden Händen, sodass der Ball über Ihren Kopf springt.

Hopsen: Setzen Sie sich auf den Pezziball. Die Beine sind etwas breiter als schulterweit geöffnet. Die Fußsohlen stehen fest am Boden. Sitzen Sie aufrecht mit angespannter Rumpfmuskulatur. Stellen Sie sich vor, es zieht Sie jemand am Haarschopf ein paar Zentimeter nach oben. Wippen Sie nun aus den Beinen heraus, sodass sich das Gesäß leicht vom Pezziball löst. Die Arme hängen seitlich neben dem Körper und stabilisieren den Ball mit den Fingerspitzen.

Variation: Verlagern Sie das Gewicht beim Hopsen im Wechsel nach rechts und links, sodass Sie jeweils nur noch mit einer Pobacke Kontakt zum Ball haben. Die Rumpfmuskulatur wird dabei besonders gefordert.

Ein Gymnastik- oder Pezziball eignet sich aber nicht nur zum Aufwärmen. Er kann als instabile Unterlage bei diversen Thera-Band®-Übungen verwendet werden. Ob in Bauch- oder Rückenlage auf dem Ball, sitzend für Einsteiger oder kniend für die Profis. Dieses Training gibt Ihrem Körper noch mal einen richtigen Kick.

Achten Sie beim Ballkauf auf die richtige Ballgröße, die in Abhängigkeit von Ihrer Körpergröße bzw. Ihren Längenverhältnissen von Oberkörper zu Unterkörper ausgewählt wird.

Die Tabelle (auf dieser Seite oben) gibt Ihnen dabei eine Hilfestellung.

Richtlinien Pezziballgröße in Bezug zur Körpergröße

Körpergröße (in cm)	Balldurchmesser (in cm)
140–154 cm	45 cm Durchmesser
155–169 cm	55 cm Durchmesser
170–187 cm	65 cm Durchmesser
188–203 cm	75 cm Durchmesser
204 cm >	85 cm Durchmesser

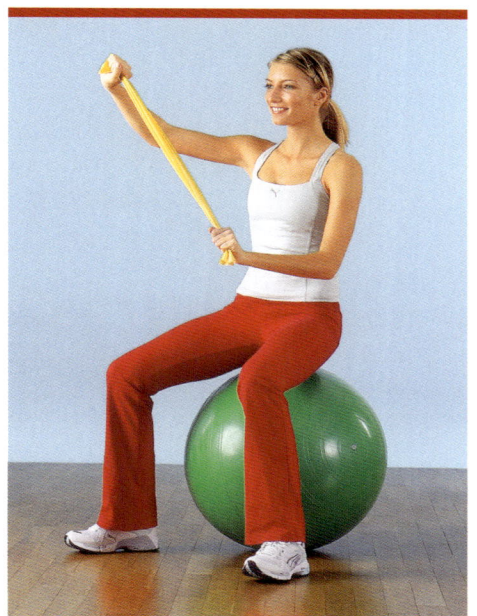

Hopsen auf dem Pezziball

Seilspringen

Zum Aufwärmen und zur Kreislaufaktivierung eignet sich das Seilspringen besonders. Wenn Sie dazu ein sogenanntes Speed Rope verwenden, dann können Sie wie die Profis sehr intensiv trainieren. Wenn man darin noch nicht geübt ist, dann passiert es leicht, dass man sich bereits im Warm-up verausgabt. Sie können auch ein langes (2,5 m) Thera-Band® verwenden, das sich wesentlich träger verhält. Diese Variante nennt sich dann »Bandspringen«.
Bereiten Sie sich mit folgenden Übungen auf die **optimale Sprungtechnik** vor:
Vierteln Sie das Seil. Üben Sie zunächst die korrekte Schwungtechnik aus dem Handgelenk heraus neben dem Körper. Der Ellbogen bleibt in der Taille fixiert. Nur beim Anschwung des Seiles ist der Arm kurz auch aus dem Schultergelenk im Einsatz. Marschieren Sie zu der Schwungübung. Wechseln Sie das Seil vor dem Körper in die andere Hand. Wiederholen Sie die Übung. Halbieren Sie das Seil.
Achten Sie auf eine **niedrige Sprunghöhe.** Das Seil ist maximal 1 cm dick. Lassen Sie die Beine beim Springen so gestreckt wie möglich.
Ungeübte führen das Seilspringen generell nach dem Intervallprinzip aus:
- 1–2 Minuten marschieren am Platz
- 15–30 Sekunden Easy Jump (Springen mit geschlossenen Beinen, mit oder ohne Zwischensprung)

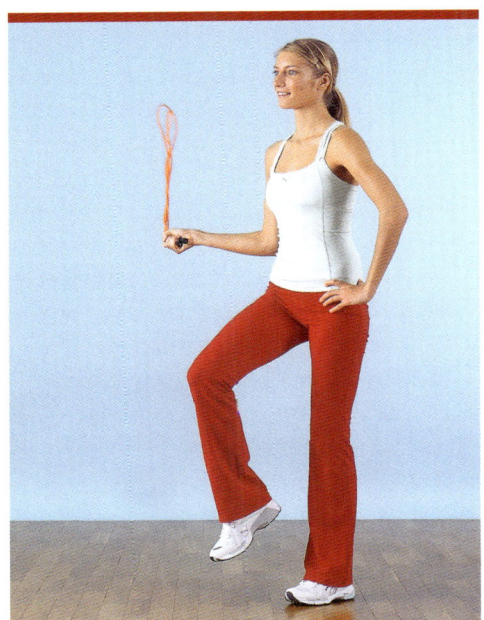

Seilschwungübungen neben dem Körper

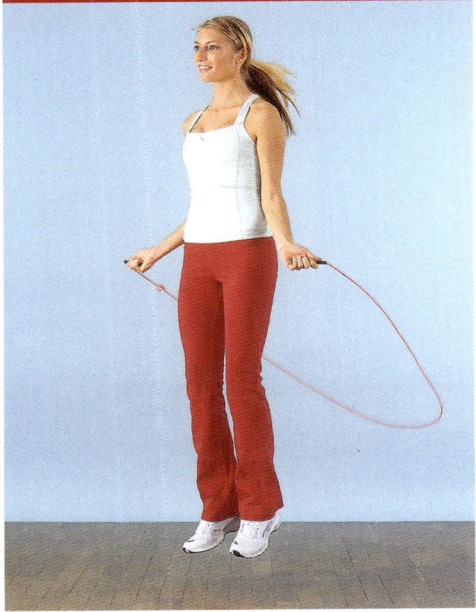

Springen im Seil

Basisübungen mit Thera-Band

Bevor komplexe Bewegungsmuster ausgeführt werden können, ist es für Bewegungseinsteiger oder für Erstnutzer des Gerätes ratsam, jeden Körperbereich isoliert zu trainieren und somit den Körper langsam auf schwierigere Aufgaben vorzubereiten. Sie finden nachfolgend Thera-Band®-Übungen für Einsteiger und Geübte nach Körperbereich aufgegliedert. Im Kapitel Komplexübungen (ab Seite 103) finden Sie Übungen für die Profis.

Hinweise zum Schwierigkeitsgrad der Übungen

Neben jeder Übung finden Sie ein Symbol, das Ihnen den Schwierigkeitsgrad der Übung anzeigt. Wählen Sie die Übungen Ihrem Leistungszustand entsprechend aus.

Bewegungsausführung, Sicherheit, Technik

So einfach das Training mit dem Thera-Band® auch aussieht, beachten Sie bitte folgende Hinweise:

- Bevor Sie loslegen, überprüfen Sie bitte Ihre Bänder auf Defekte wie Löcher und Einrisse.
- Befolgen Sie die Bewegungsbeschreibungen.
- Wenn Sie eine neue Übung unter Zuhilfenahme der Übungsbeschreibung lernen, dann führen Sie die Übung zunächst ohne Thera-Band® aus. Dann langsam mit Thera-Band®.
- Wählen Sie zunächst eine leichte Bandstärke (gelb oder rot).
- In der Startposition sollte das Band bereits leicht unter Spannung stehen. (siehe Grafik 5, Seite 15)
- Halten Sie das Band über den gesamten Bewegungsradius unter Spannung. So ist die Gelenksicherung gegeben.
- Die Bewegung stets kontrolliert und langsam ausführen.
- Wenden Sie die Wickeltechnik um die Hände an (siehe Grafik 2, Seite 15) oder verwenden Sie einen Thera-Band®-Griff. Die Einfädelung des Bandes erfolgt wie beim Thera-Band®-Türanker (siehe Grafik 3, Seite 15).
- Halten Sie die Handgelenke immer gerade, weder seitlich noch nach vorn oder hinten abgeknickt! Wenn Sie die Stabilisation der Handgelenke nicht aufrecht erhalten können, dann wechseln Sie zu der nächstleichteren Bandstärke.
- Knoten Sie zur Fixierung des Bandes um die Beine eine kleine Schlaufe ans Bandende oder nutzen Sie die Thera-Band®-Fußschlaufe.
- Verwenden Sie die Bandfarben dem Fitnesslevel Ihrer Muskulatur entsprechend. Kleine Muskeln, die natürlich weniger Kraft aufbringen können, müssen mit einer anderen

---

Symbole zur Einschätzung der Übungsschwierigkeit

* Übungen für alle Fitnesslevels, besonders für Einsteiger.
** Übungen für Geübte.
*** Übungen für Profis.

Bandfarbe trainiert werden als große Muskelgruppen. Das Gleiche gilt für Übungen, bei denen viele Muskeln zusammenarbeiten. Die Übung Armbeugen führen Sie z. B. mit einem roten Band durch, die Kniebeuge mit einem blauen Band.

- Testen Sie dazu für jede Übung, die Sie in Ihrem Training durchführen möchten, den nötigen Widerstand in Bezug auf die Ihrem Trainingsziel entsprechende Methode (Kraftausdauer oder Hypertrophie) aus. D. h., schaffe ich mit dem blauen Band auch wirklich 20–25 Ausfallschritte? Für das Können gibt es nur einen Beweis: das Tun! Sie müssen Ihre Widerstände sorgfältig austesten, um den gewünschten Trainingseffekt zu erzielen.
- Steigern Sie die Intensität, indem Sie in regelmäßigen Abständen (spätestens nach sechs Monaten) das nächststärkere Band verwenden. Bevor Sie aber den Widerstand (= stärkeres Band) erhöhen, spielen Sie mit der Erhöhung der Wiederholungszahl und der Satzzahl, (siehe Kapitel Clever trainieren, Seite 19 f.) und variieren Sie die ausgewählten Übungen.

Beachten Sie bei jeder Übung folgende allgemeingültigen Hinweise

- Atmen Sie ruhig aus und ein. Idealerweise bei der Anstrengung (Muskelkontraktion) ausatmen und bei der Erschlaffung wieder einatmen.
- Halten Sie Ihre Rumpfmuskeln leicht angespannt, d. h. halten Sie den Oberkörper und Kopf aufrecht bzw. die Wirbelsäule in Ihrer natürlichen Position. Ziehen Sie den Bauchnabel Richtung Wirbelsäule.

Wichtiger Hinweis bevor Sie mit den Übungen loslegen!

Alleine mit dem Kapitel »Übungen für Schultern, Arme und Brust« hätte man wahrscheinlich ein ganzes Buch füllen können, hätte man allen Übungs- und Ausführungsvarianten in Bild und ausführlicher Beschreibung Rechnung tragen wollen. Nichtsdestotrotz sollen Sie so viele Informationen wie nur irgend möglich erhalten.

Die einzelnen Übungen wurden deshalb bewusst in unterschiedlichen Ausgangspositionen gezeigt. Bedenken Sie aber, dass jede Veränderung der Ausgangsposition auch wieder eine Veränderung der Bandführung bedeutet.

- Achten Sie auf eine frische und ausreichende Sauerstoffversorgung und räumen Sie evtl. störende Gegenstände beiseite.

Trinken Sie!

Halten Sie während des Trainings ausreichend Flüssigkeit bereit. Ihr Stoffwechsel kann nur richtig funktionieren, wenn Ihr Flüssigkeitshaushalt ausgeglichen ist. Trinken Sie mindestens alle 15 Minuten, idealerweise Mineralwasser mit wenig oder ohne Kohlensäure. Kürzere Abstände und dafür kleinere Mengen sind allerdings besser. Je nach Intensität Ihrer Trainingseinheit sollten Sie 0,5 bis 1 Liter während des Trainings zu sich nehmen.

Übungen für Hals und Nacken

Es plagen Sie Nacken- und Kopfschmerzen nach einem Achtstundentag vor Ihrem PC? Dann sollten Sie Ihren Nackenmuskeln nicht nur Entspannung und eine Verwöhnpause mit Massage bieten, sondern die Muskeln nach der Kraftausdauermethode kräftigen (siehe Seite 19). So werden Sie widerstandsfähiger gegen Ermüdung. Und das heißt weniger Spannung!

Wichtige Hinweise

- Verwenden Sie zunächst die leichten Bänder (gelb, rot) und steigern Sie allmählich.
- Legen Sie das Band breitflächig um den Kopf. Setzen Sie ggf. eine Badmütze auf, um das Abrutschen vom Kopf zu verhindern.
- Legen Sie, wenn möglich, zur Sicherheit eine oder beide Hände locker auf das Band auf.
- Idealerweise verwenden Sie bei den Übungen 2–4 einen Thera-Band®-Türanker! Dann können Sie sich voll und ganz auf die Bewegungsausführung konzentrieren und müssen keinen Gedanken an das korrekte Halten des Bandes verschwenden.
- Sie können die Muskeln dynamisch durch Bewegung des Kopfes oder statisch durch Fixierung des Kopfes mit Verlagerung des Körpers trainieren.

Übung 1: Kopf-Rotation **

Ausgangsposition: Sitz, Kopf aufrecht, Blick nach vorne
Bandfixierung (1,5 m oder 2,5-m-Band): Legen Sie das Band breitflächig um den Hinterkopf und lassen Sie die Enden rechts und links über den Ohren nach vorn laufen. Kreuzen Sie das Band auf der Stirn und halten Sie mit jeweils einer Hand die Enden auf Höhe der Ohren. Diese Armhaltung heißt U-Halte.

Übungsausführung

1 Drehen Sie den Kopf im Wechsel langsam nach rechts und links. Der Blick wandert auf dem Horizont mit.

Variationen für Fortgeschrittene

- Setzen Sie sich auf eine instabile Unterlage (z. B. Pezziball).
- Üben Sie im Stehen. Zur Steigerung des Schwierigkeitsgrades verwenden Sie eine wackelige Unterlage.

Übung 2: Kopfneigen vor *

Ausgangsposition: Sitz, Kopf aufrecht, Blick gerade
Bandfixierung: (2,5-m-Band, ggf. Türanker, Bandzug von hinten): Legen Sie das Band breitflächig auf die Stirn. Das Band läuft rechts und links am Kopf nach hinten. Die Enden vereinen sich im Türanker, der idealerweise auf Kopfhöhe hinter dem Trainierenden am Türrahmen fixiert ist. Alternative Fixierung durch einen Trainingspartner, der das Band an der richtigen Position hält, oder durch das Einhängen des Bandes am Türgriff. Legen Sie die Finger zur Bandsicherung ggf. locker auf Schläfenhöhe auf das Band. Sie können die Arme auch vor der Brust verschrän-

ken oder seitlich locker neben dem Körper herunterhängen lassen.

Übungsausführung

2 Neigen Sie den Kopf aus der Halswirbelsäule heraus leicht nach vorne. Der Blick wandert zum Boden. Richten Sie den Kopf wieder auf und kommen Sie in die Ausgangsstellung mit Blick nach vorn zurück.

Variation: Für die statische Ausführung bleibt der Kopf in der Ausgangsstellung – gerade und Blick nach vorn – fixiert. Durch die Beugung des Oberkörpers aus der Hüfte nach vorne erfolgt die Erhöhung der Bandspannung. Richten Sie den Oberkörper wieder auf.

Variationen für Fortgeschrittene

- Setzen Sie sich auf einen Pezziball, dann haben Sie ein zusätzliches propriozeptives Training (siehe Seite 31).
- Führen Sie die Übung in der Schrittstellung im Stehen aus. Dann müssen mehr Muskeln Ihres Körpers arbeiten, um die Grundposition zu stabilisieren. Für die statische Übungsvariante verlagern Sie das Gewicht mehr auf das vordere Bein. Durch die Körperverschiebung nach vorne wird das Band stärker unter Spannung gebracht.
- Eine weitere Steigerung der Übung im Stehen ist die Verwendung einer wackeligen Unterlage, wie z. B. dem Thera-Band®-Stabilitätstrainer.

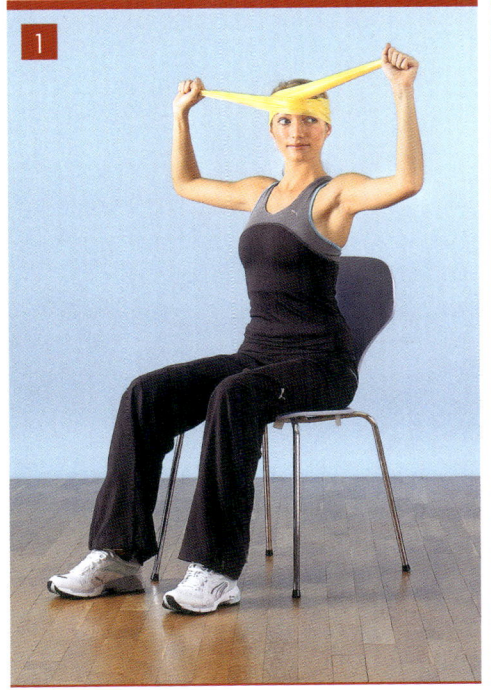
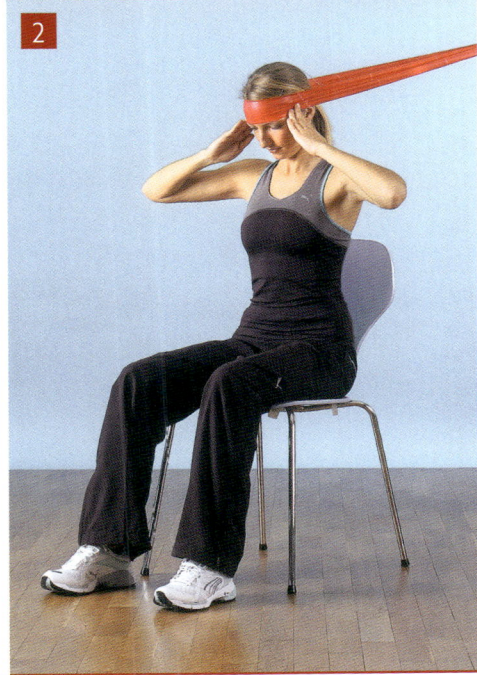

Übung 3: Knopfneigen seit *

Ausgangsposition: Sitz, Kopf aufrecht, Blick gerade

Bandfixierung: (2,5-m-Band, Bandzug von rechts/links): Legen Sie das Band breitflächig um die linke Kopfhälfte. Das Band läuft über die Stirn und den Hinterkopf zur rechten Seite. Die Enden vereinen sich im Türanker, der idealerweise auf Kopfhöhe rechts neben dem Trainierenden am Türrahmen fixiert ist. Alternativ kann das Band mit der rechten Hand seitlich neben dem Kopf selbst oder von einem Trainingspartner gehalten werden.

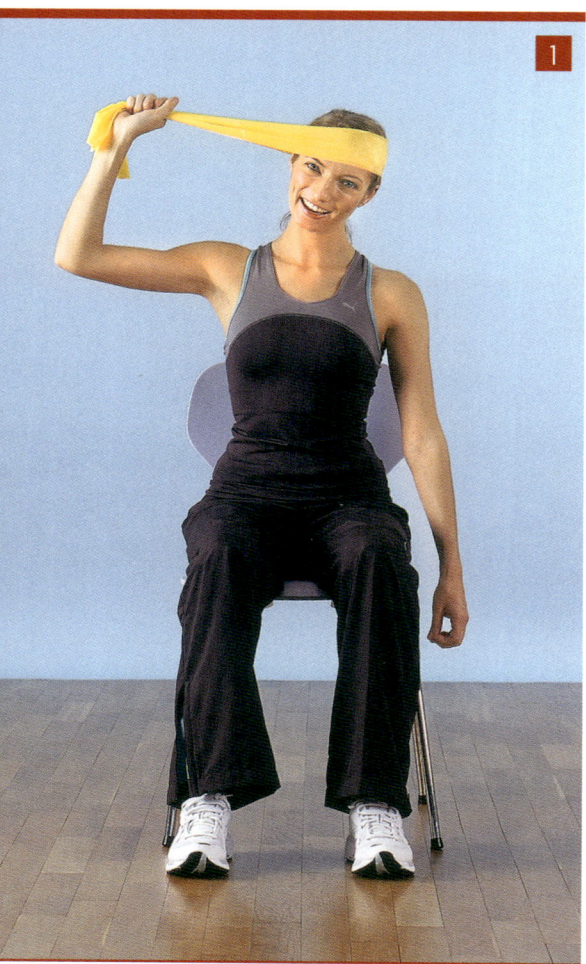

Übungsausführung

1 Neigen Sie den Kopf aus der Halswirbelsäule heraus leicht nach links. Richten Sie den Kopf aus der Seitneigung wieder auf und kommen Sie in die Ausgangsstellung zurück. Führen Sie Ihre Gesamtwiederholungzahl aus.
Wechseln Sie das Band auf die andere Seite und führen Sie auch hier die Bewegung aus.

Variation

- Für die statische Ausführung bleibt der Kopf in der Ausgangsstellung fixiert. Durch die Verlagerung des Oberkörpers aus der Hüfte nach links erfolgt die Erhöhung der Bandspannung. Richten Sie den Oberkörper wieder auf.

Variationen für Fortgeschrittene

- Setzen Sie sich auf einen Pezziball.
- Führen Sie die Übung im weiten Stand aus. Für die statische Übungsvariante verlagern Sie das Gewicht auf das linke Bein und beim Neigen des Kopfes nach rechts auf das rechte Bein.
- Verwenden Sie eine wackelige Unterlage wie z. B. den Thera-Band®-Stabilitätstrainer zur Intensitätssteigerung. Dadurch aktivieren Sie die Tiefenmuskeln und steigern die Intensität der Übung.
- Schließen Sie die Augen, um die Bewegung bewusster wahrzunehmen.

Übung 4: Kopf aufrichten ∗

Ausgangsposition: Sitz, Kopf nach vorn geneigt
Bandfixierung: (2,5-m-Band, Bandzug von vorn unten): Legen Sie das Band breitflächig um den Hinterkopf und lassen Sie die Enden rechts und links über die Ohren nach vorne laufen. Fixieren Sie das Band ggf. mit den Fingern. Die Enden vereinen sich im Türanker, der idealerweise unten im Türrahmen fixiert ist. Alternativ kann das Band mit beiden Händen auf Kniehöhe selbst gehalten werden.

Übungsausführung
2 Richten Sie den Kopf aus der Halswirbelsäule nach oben auf, bis Sie fast geradeaus schauen. Neigen Sie ihn wieder nach vorn in die Ausgangsstellung.

Variation
- Für die statische Ausführung kommt der Bandzug horizontal aus Kopfhöhe. Der Kopf wird gerade mit Blick nach vorn gehalten. Durch die Verlagerung des Oberkörpers aus der Hüfte nach hinten erfolgt die Erhöhung der Bandspannung. Hier ist eine erhöhte Rumpfspannung gefragt. Achten Sie besonders auf die regelmäßige Atmung.

HINWEIS
Schultern und Nackenmuskulatur sind entspannt. Bleiben Sie mit dem Oberkörper aufrecht und stabil. Beißen Sie Ihre Zähne nicht zusammen, sondern lassen Sie die Kiefermuskulatur ganz entspannt.

Variationen für Fortgeschrittene
- Verändern Sie die Ausgangsposition.
- Führen Sie die Übung aus der Schrittstellung aus. Für die statische Übungsvariante verlagern Sie das Gewicht auf das hintere Bein.
- Verwenden Sie eine wackelige Unterlage, wie z. B. den Thera-Band®-Stabilitätstrainer oder setzen Sie sich auf einen Pezziball.

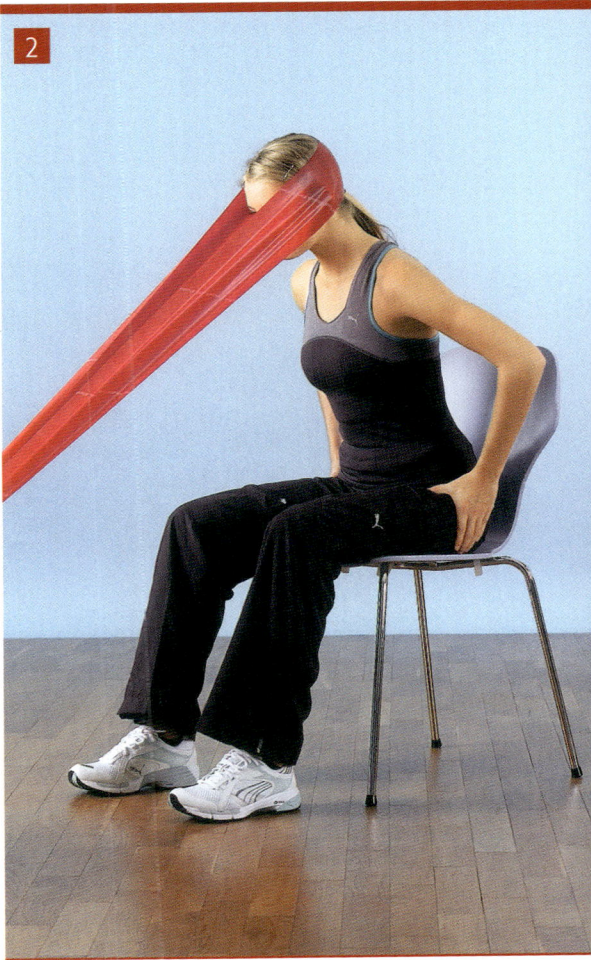

Übungen für Schultern, Arme und Brust

Die Schultermuskulatur

Das Schultergelenk ist unser beweglichstes und zugleich unser anfälligstes Gelenk. Nach oben hin liegen die Gelenkstrukturen sehr eng zusammen, wodurch es häufig bei Bewegungen über Schulterhöhe zu Einklemmungen kommen kann. Falsche Übungsausführung und ein zu häufig bewegter hoher Widerstand führen zu chronischen Schmerzen. Nach unten in der Achselhöhle ist die Schulter hingegen überhaupt nicht gesichert.

Die meisten Einsteiger machen den Fehler, zunächst oder eigentlich fast ausschließlich den oberflächlichen Schultermuskel (M. deltoideus) zu trainieren. Dabei ist die Fixierung des Oberarmkopfes in der Gelenkpfanne von entscheidender Bedeutung für die Stabilisation des Gelenks. Dafür ist die so genannte Rotatorenmanschette zuständig. Trainieren Sie diese Muskeln zunächst variabel, bevor Sie die klassischen Schulterübungen durchführen.

Am Schultergürtel, zu dem das Schulterblatt, das Schlüsselbein und das Brustbein zählen, setzen übrigens 16 Muskeln an, die die optimale Funktion beeinflussen.

Die Armmuskulatur

Das Training der Oberarmmuskeln hat vorwiegend ästhetische Gründe meinen Sie? Nun, Männer wollen gern einen großen Bizeps zeigen und Frauen träumen von straffen Armen im ärmellosen Top.

Aber nicht nur wegen ihres Aussehens sollten Sie die Oberarmmuskeln trainieren. Je älter Sie werden, desto wichtiger ist die Armkraft, z. B. für das Aufstehen vom Stuhl. Der Armstrecker unterstützt hier die Beinmuskeln in hohem Maße.

Die Brustmuskulatur

Die Brust folgt der Schwerkraft, ganz natürlich und gerade wenn Sie ein oder mehrere Kinder gestillt haben. Zeit etwas dagegen zu tun! Sie sollten allerdings auch auf ein vergleichbares Trainingspensum des oberen Rückens (M. trapezius) achten. Wenn Ihre Brustmuskulatur (M. pectoralis major) verkürzt ist, dann legen Sie auch großen Wert auf die Verbesserung der Dehnfähigkeit in diesem Muskelbereich.

Wichtige Hinweise

- Verwenden Sie bei den isolierten Übungen (Übungen 5–9, 12–15) zunächst die leichten Bänder (gelb, rot) und steigern Sie allmählich (grün).
- Übungen, bei denen mehrere Muskeln zusammenarbeiten (Übung 10, 11, 16–18) vertragen einen stärkeren Widerstand.
- Testen Sie aber immer das Band auf Ihre festgelegte Wiederholungszahl. 20 Wieder-

holungen für die Kraftausdauer, 8 Wiederholungen für den Muskelaufbau.
- Wickeln Sie das Band mit der Wickeltechnik (siehe S. 15) um die Hände.
- Wo angegeben, empfehle ich Ihnen die Verwendung von Türanker und Griffen.
- Wenn Ihnen die klassische Übungsausführung zu leicht erscheint, dann nutzen Sie die angegebenen Variationen für sich.
- Wenn Sie die Übung perfekt ausführen können, dann verwenden Sie auch mal eine instabile Unterlage, um Ihren Körper wieder zu fordern.

Übung 5: Armaußenrotation *

Mit dieser Übung trainieren Sie die Fixation des Oberarmkopfes in der Schultergelenkpfanne. Bei dieser Übung arbeiten die drei Außenrotatoren der Rotatorenmanschette (M. supraspinatus, M. infraspinatus, M. terres minor).

Ausgangsposition: hüftbreiter Stand
Bandfixierung: (1,5-m-Band): Halten Sie das Band etwas weiter als schulterbreit in den Daumengrundgelenken. Wickeln Sie das Band 1,5-mal um beide Hände, sodass die Handflächen nach oben zeigen. Halten Sie die Ellbogen in der Taille fixiert und die Unterarme im 90°-Winkel nach vorne. Das Band sollte unter leichter Spannung stehen.

Übungsausführung
1 Führen Sie beide Unterarme gleichzeitig auf der Horizontalen nach außen. Die Ellbogen bleiben in der Taille fixiert. Die Rotationsbewegung kommt aus dem Schultergelenk.

Variationen
- Unilateral arbeiten: Erst den rechten Arm nach außen führen. Zurück zur Mitte. Dann den linken Arm.

Variationen für Fortgeschrittene
- Setzen Sie sich auf einen Pezziball.
- Eine schöne Übungsvariante ist die Ausführung der Übung zu zweit. Dafür stellen sich die Partner nebeneinander. Jeder hält in der Außenhand ein Bandende. Die Handflächen zeigen in der Ausgangsposition zueinander, das Band steht unter leichter Spannung. Die Ellbogen sind in der Taille fixiert. Die Unterarme werden gleichzeitig auf der Horizontalen aus der Schulter nach außen rotiert.

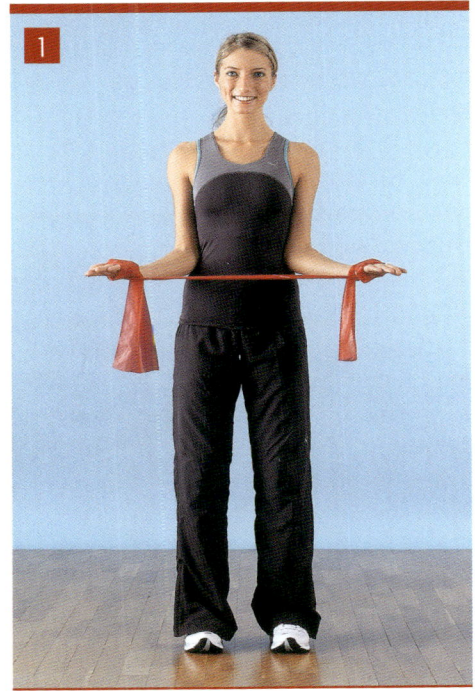
1

Übung 6: Arminnenrotation *

Zur Rotatorenmanschette zählt nur ein Innenrotator (M. subscapularis), der aber bei den verschiedenen Innenrotationsvarianten von weiteren Muskeln unterstützt wird (M. latissimus dorsi, M. terres major, M. pectoralis major).

Ausgangsposition: hüftbreiter Stand
Bandfixierung: (1,5-m-Band, Türanker, 1 Griff): Fixieren Sie das Band mit dem Türanker auf Hüfthöhe. Das Band sollte einfach zu Ihnen laufen. Befestigen Sie am anderen Ende einen Griff. Greifen Sie mit einer Hand den Griff in neutraler Handstellung (vgl. Grafik Seite 29). Gehen Sie so weit von der Tür weg, bis das Band leicht unter Spannung steht. Stellen Sie sich im hüftbreiten Stand seitlich zur Bandfixierung. Der Unterarm ist in Richtung Tür aufgedreht. Der Winkel zwischen Arm und Körper beträgt ungefähr 160°. Fixieren Sie Ihren Ellbogen in der Taille.
Sollten Sie keinen Türanker haben, dann fixieren Sie das Band gut an der Türklinke. Anstatt am Griff zu halten, können Sie das Band auch um die Hand wickeln.

Übungsausführung

1 Rotieren Sie den Arm aus der Schulter nach innen. Der Unterarm wandert auf der Horizontalen von der Seite vor den Körper auf die Gegenseite. Der Winkel zwischen Arm und Körper beträgt ungefähr 30°. Bringen Sie den Arm in die Ausgangsposition zurück.
Für die Übungsausführung auf der anderen Seite machen Sie einfach eine 180°-Drehung und wechseln Sie die Hand.
Wichtiger Hinweis: Sie können in dieser Übungsposition auch die Außenrotation einarmig üben. Bleiben Sie dafür seitlich zur Bandfixierung stehen und wechseln Sie das Band in die Außenhand. Ellbogen ebenfalls fixiert in der Taille. Ziehen Sie das Band aus der Schulter auf der Horizontalen nach außen vom Körper weg.

Variationen für Fortgeschrittene
- Setzen Sie sich auf einen Pezziball (Achtung: Höhe der Bandfixierung korrigieren!).
- Stellen Sie sich auf eine instabile Unterlage (zusammengerollte Matte, zwei Stabilitätstrainer, o. Ä.).
- Auch die Innenrotation ist als Übungsvariante zu zweit möglich. Dafür stellen sich die Partner nebeneinander. Jeder hält in der Innenhand ein Bandende. Die Handflächen zeigen in der Ausgangsposition voneinander weg, das Band steht unter leichter Spannung. Die Ellbogen sind in der Taille fixiert. Die Unterarme werden gleichzeitig auf der Horizontalen aus der Schulter vor die jeweilige Körpermitte geführt.

Übung 7: Armseitheben *

Beim Armseitheben bis Schulterhöhe wird der Kappenmuskel (M. deltoideus) in seinem gesamten Faserverlauf beansprucht. Synergistisch hilft der M. supraspinatus (Rotatorenmanschette) bei der Armabduktion bis 90°.

Ausgangsposition: hüftbreiter Stand
Bandfixierung: (2,5-m-Band, ggf. Griffe): Wickeln Sie die Bandenden um die Hände oder nutzen Sie die Thera-Band®-Griffe. Die Arme werden seitlich neben dem Körper leicht abge-

spreizt (20°) und fast gestreckt gehalten (Armwinkel ca. 170°).

Übungsausführung
2 Heben Sie die Arme über die Seite bis kurz unter Schulterhöhe und senken Sie sie wieder in die Ausgangsposition. Das Band ist über den gesamten Bewegungsradius unter Spannung.

Variationen
- Verändern Sie die Ausgangsposition, z.B. Schrittstellung (Band unter dem vorderen Fuß fixiert), Kanutenstand (Band unter dem aufliegenden Knie fixiert), Sitz (setzen Sie sich auf das Band), Rückenlage (legen Sie das Band um die Fußsohlen), Vierfüßlerstand (einarmige Ausführung; fixieren Sie das kurze Band mit der aufgestützten Hand). Beachten Sie die optimale Bandfixierung bei den unterschiedlichen Positionen. Der Bandzug muss immer aus der Gegenrichtung der eigentlichen Bewegungsrichtung kommen!

Variationen für Fortgeschrittene
- Nutzen Sie die Elemente der Variation wie Geschwindigkeit, Bewegungsamplitude, Hebel, Uni-/Bilateral, Endkontraktion, Floormixes (Beinvariation) bei der Armkräftigung, wie z.B. Step Touch seit mit Armseitheben.
- Verwenden Sie zusätzlich ein instabiles Trainingsgerät, wie den Thera-Band®-Stabilitätstrainer, Therapiekreisel oder Pezziball.

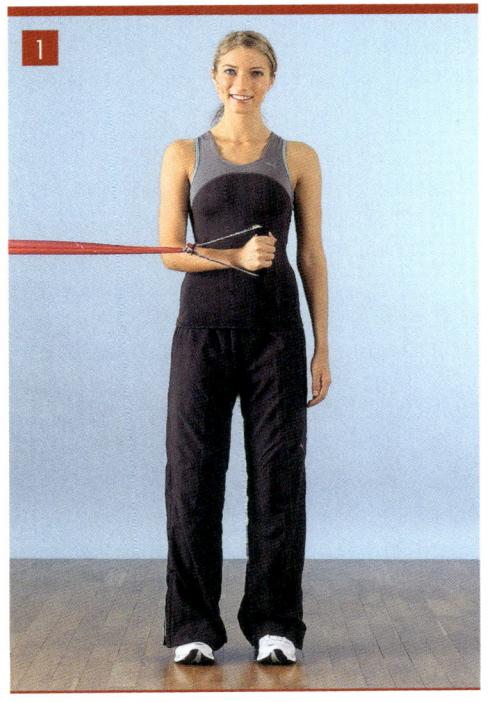
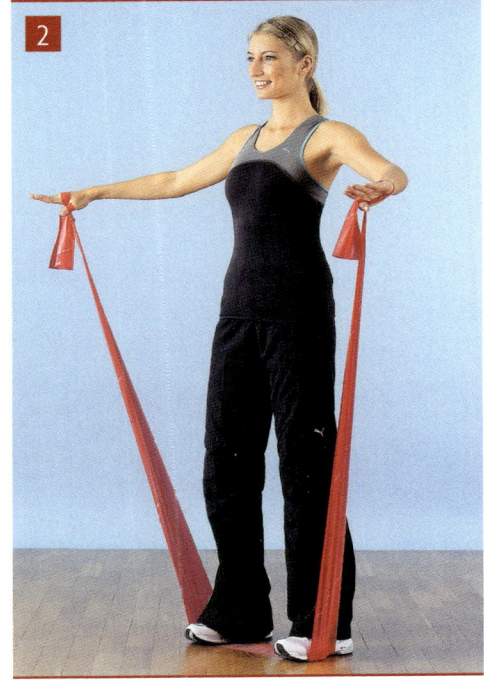

Übung 8: Armvorheben *

Man unterteilt den M. deltoideus in drei Faserverläufe. Bei dieser Übung wird der vordere Anteil aktiviert. Wenn die Handflächen in der Vorhalte nach oben zeigen (Untergriff) wird der Muskel besonders gut beansprucht.

Ausgangsposition: Schrittstellung
Bandfixierung (2,5-m-Band, ggf. Griffe): Stellen Sie sich mit einem Fuß auf die Bandmitte. Steigen Sie mit dem anderen Fuß über das Band nach vorne in die Schrittstellung. Wickeln Sie die Bandenden um die Hände oder nutzen Sie die Thera-Band®-Griffe.

Übungsausführung

1 Handflächen zeigen nach vorne (Untergriff). Die Arme werden aus einer Position leicht hinter der Medianlinie (Mittellinie des Körpers) fast gestreckt und relativ eng am Körper nach vorne geführt. Heben Sie die Arme maximal bis kurz unter Schulterhöhe.

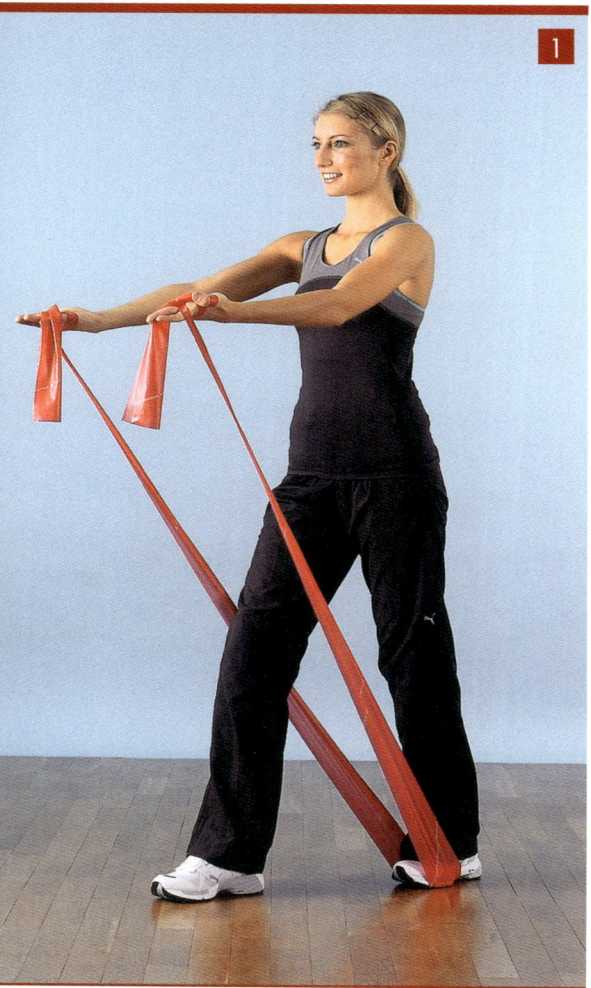

Variationen

- Verändern Sie die Ausgangsposition, z. B. Kanutenstand oder Sitz auf Pezziball.
- Beachten Sie immer die optimale Bandfixierung bei den unterschiedlichen Positionen. Der Bandzug muss immer aus der Gegenrichtung der eigentlichen Bewegungsrichtung kommen!
- Nutzen Sie dazu ggf. einen Türanker.

Variationen für Fortgeschrittene

- Verändern Sie die Belastung mit den Elementen der Variation (ab Seite 26).
- Verwenden Sie ein instabiles Trainingsgerät, wie den Thera-Band®-Stabilitätstrainer oder den Therapiekreisel.
- Wenn Sie die Übung im Vierfüßlerstand durchführen wollen, ist die Ausführung einarmig. Dabei fixieren Sie ein kurzes Band jeweils mit der aufgestützten Hand. Wechseln Sie nach einigen Durchgängen die Seiten.

Übung 9: Armrückführen (Retroversion) *

Diese Übung beansprucht den hinteren Anteil des Kappenmuskels (M. deltoideus), der von einem Faserteil des Armstreckers (M. triceps brachii) unterstützt wird.

Ausgangsposition: Kanutenstand
Bandfixierung: (2,5-m-Band, Türanker, ggf. Griffe): Das Band ist auf Augenhöhe im Türrahmen fixiert. Wickeln Sie die Bandenden um die Hände oder nutzen Sie die Thera-Band®-Griffe. Alternative Bandfixierung: Stellen Sie den vorderen Fuß mittig auf das Band.

Übungsausführung

2 Halten Sie die Arme auf Schulterhöhe nach vorn ausgestreckt, Handflächen zeigen nach unten (Obergriff). Ziehen Sie die fast gestreckten Arme eng am Körper vorbei in die Rückführung. Handflächen zeigen nun nach hinten.

Variationen

- Griffvarianten: Neutralgriff, Untergriff, gedrehter Griff (vgl. Grafik Seite 29)
- Nutzen Sie unterschiedliche Ausgangspositionen wie hüftbreiten Stand, Schrittstellung (Bandfixierung auch am vorderen Fuß möglich), Kniestand, Vierfüßlerstand (Ausführung einarmig; fixieren Sie ein kurzes Band mit der aufgestützten Hand).
- Beachten Sie die korrekte Bandführung und Fixierung.

Variation für Fortgeschrittene

- Propriozeptives Training; Ausführung sitzend auf einem Pezziball, o. Ä.

HINWEIS

Nutzen Sie eine Matte oder rollen Sie sich ein Handtuch zusammen, das Sie unter dem aufgestützten Knie positionieren.

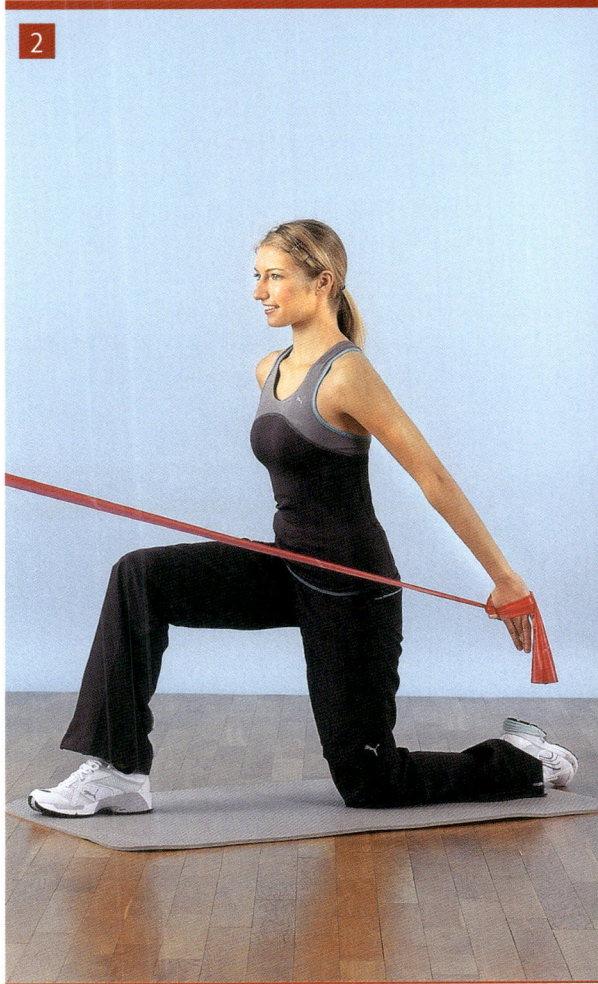

Übung 10: Aufrechtes Rudern **

Bei dieser Übung arbeiten der Kappenmuskel (M. deltoideus), der Armbeuger (M. biceps brachii) sowie der Kapuzenmuskel (M. trapezius) zusammen.

Ausgangsposition: Rückenlage
Bandfixierung: (2,5-m-Band, Matte, ggf. Griffe): Legen Sie im Sitz das Band breitflächig um die Fußsohlen und senken Sie den Oberkörper in einer kontrollierten Abrollbewegung Wirbel für Wirbel in die Rückenlage. Die Beine sind leicht angewinkelt, die Fersen geben leichten Druck in den Boden. Kreuzen Sie die Bandenden vor dem Körper. Halten Sie das Band mit beiden Händen auf Schambeinhöhe. Ellbogen zeigen nach außen. Das Band sollte in dieser Position unter leichter Spannung stehen. Wenn Sie Griffe verwenden, dann legen Sie beide Griffe übereinander und halten Sie sie mit beiden Händen im Obergriff.

Übungsausführung
1 Ziehen Sie das Band eng am Körper in Richtung Kopf, die Ellbogen wandern über die Seite auf Schulterhöhe, die Hände enden zirka auf Brusthöhe. Halten Sie bei der gesamten Übungsausführung die Handgelenke gerade und die Schultern tief.

Variationen
- Übungsausführung im hüftbreiten Stand (siehe S. 26)
- Unilaterale Ausführung (siehe S. 29)
- Nutzen Sie weitere Ausführungsvarianten (ab Seite 26).

Variation für Fortgeschrittene
- Üben Sie im Stand auf einer instabile Unterlage.

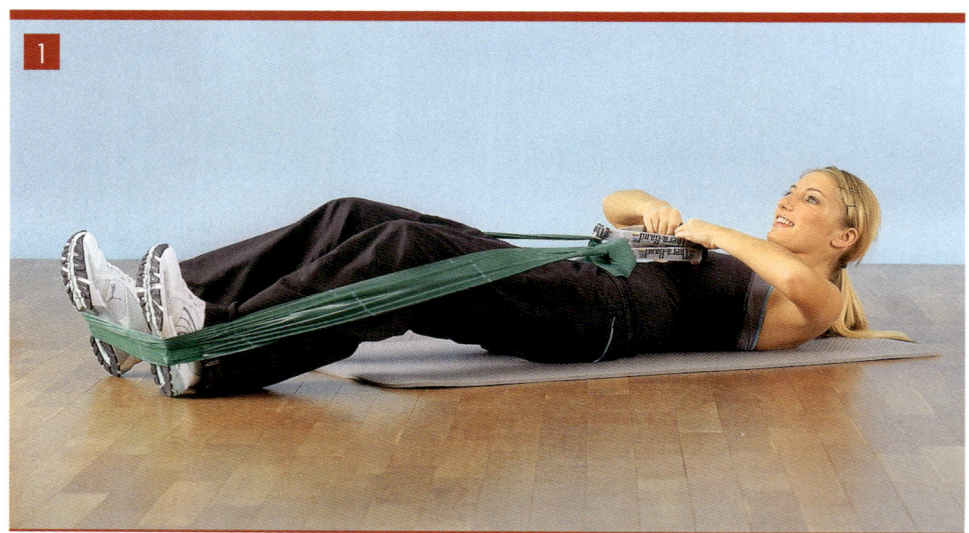

Übung 11: Nackendrücken **

Bei dieser mehrgelenkigen Übung erfolgt eine Seithebung der gebeugten Arme bei gleichzeitiger Armstreckung nach oben über den Kopf. Neben dem Kappenmuskel (M. deltoideus) und dem Armstrecker (M. triceps brachii) wird der Kapuzenmuskel (M. trapezius) beansprucht.

Ausgangsposition: Sitz
Bandfixierung: (2,5-m-Band): Legen Sie das Band auf den vorderen Teil des Stuhles. Setzen Sie sich auf das Band. Fassen Sie das überschüssige Band rechts und links mit je einer Hand und wickeln Sie das Band bei leichter Bandspannung um die Handflächen. Führen Sie die Hände auf Schulterhöhe; die Handflächen zeigen nach vorn. Die Arme sind angewinkelt, die Ellbogen zeigen nach unten.

Übungsausführung
2 Strecken und beugen Sie die Arme im Wechsel über den Kopf. Die Handinnenflächen bleiben nach vorne ausgerichtet. Halten Sie die Schultern tief.

Variationen
- Spielen Sie mit dem Griff: vom Ober- in den Hammer- oder Untergriff.
- Verändern Sie die Ausgangsposition: hüftbreiter Stand, Schrittstellung (Fixierung unter dem hinteren Fuß), Kanutenstand (Fixierung unter dem aufgestützten Knie), Rückenlage (Fixierung um die Fußsohlen).
- Führen Sie die Übung unilateral aus, d.h. wenn der rechte Arm über Kopf gestreckt wird, dann wird der linke Arm gebeugt, und umgekehrt (siehe Foto).

HINWEIS

Haben Sie Schmerzen bei der seitlichen Armhebung über 90°? Dann ist diese Übung nicht die richtige Wahl für Sie.

Variation für Fortgeschrittene
- Setzen Sie sich auf einen Pezziball.

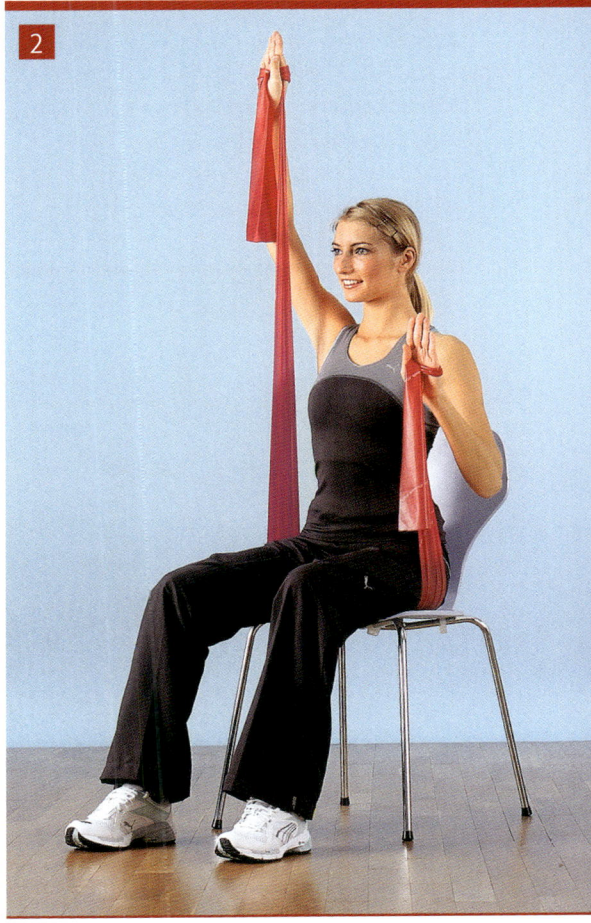

Übung 12: Armbeugen (Biceps Curl) *

Auf der Armvorderseite liegen drei Muskeln, die für die Beugung im Ellbogengelenk zuständig sind. Der stärkste ist der zweiköpfige Armbeuger (M. biceps brachii), der bei nach oben zeigender Handfläche (Untergriff) am effektivsten trainiert wird. Der Armbeuger (M. brachialis) und der Oberarmspeichenmuskel (M. brachioradialis) arbeiten verstärkt bei der Armbeugung im Obergriff (Handflächen zeigen nach unten).

Ausgangsposition: hüftbreiter Stand
Bandfixierung: (2,5-m-Band, ggf. 2 Griffe): Wickeln Sie das Band so um die Hände, dass Sie das Band nicht krampfhaft festhalten müssen.

Das Band sollte im aufrechten Stand bei herunterhängenden, leicht gebeugten Armen (Armwinkel ca. 160°) etwas unter Spannung sein. Die Handflächen zeigen nach vorne. Die Ellbogen sind in der Taille fixiert. Wenn Sie Griffe verwenden, dann fädeln Sie das Band so ein, dass es in der Ausgangsposition beim Halten der Griffe ebenfalls unter leichter Spannung steht.

Übungsausführung
1 Beugen und strecken Sie die Arme im Ellbogengelenk. Nur die Unterarme bewegen sich, die Handgelenke bleiben gerade.

Variationen
- Spielen Sie mit der Hand-/Griffhaltung: Neutralgriff, Obergriff, gedrehte Ausführung (vgl. Grafik Seite 29).
- Beschreibung gedrehte Ausführung: Starten Sie im Obergriff, Handflächen zeigen nach unten. Bei der Aufwärtsbewegung drehen Sie die Hände, sodass die Handflächen in der Endposition schräg nach oben zeigen.

Variationen für Fortgeschrittene
- Der zweiköpfige Armstrecker zieht auch über das Schultergelenk und hat dort die Funktion, den Arm aus der Schulter nach vorn zu ziehen. Eine Übungsvariante, die alle Muskelfunktionen kombiniert, ist Folgende: Armbeugen im Untergriff, Vorhochheben der Arme aus der Schulter, sodass die Oberarme horizontal und die Unterarme vertikal stehen (ein 90°-Winkel entsteht). Senken der Arme in die Biceps-Curl-Position, Streckung im Ellbogengelenk in die Ausgangsstellung.
- Stellen Sie sich bei der Übungsausführung auf eine wackelige Unterlage.

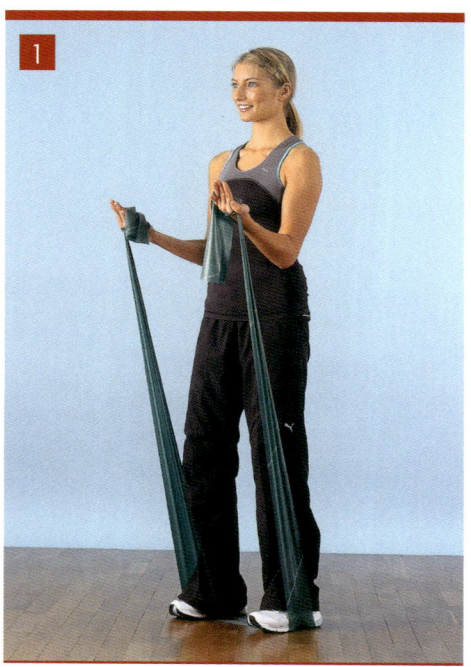

Übung 13: Armstrecken (Triceps Extension) *

Der dreiköpfige Armstrecker (M. triceps brachii) ist für die Ausführung aller Armstreckübungen zuständig. Er ist mit seinem langen Kopf außerdem an der Rückführung des Armes aus der Schulter beteiligt.

Ausgangsposition: Schrittstellung
Bandfixierung: (2,5-m-Band): Wickeln Sie die Bandenden um die Hände. Steigen Sie mit einem Fuß auf die Bandmitte. Steigen Sie mit dem anderen Fuß nach vorn über das Band in die Schrittstellung. Oberkörper leicht vorgebeugt. Ziehen Sie das Band so weit über die Seite auseinander, bis beide Oberarme neben dem Kopf fixiert sind. Die Arme sind gebeugt. Die Hände liegen im Nacken. Die Handflächen zeigen zueinander (neutrale Handhaltung).

Übungsausführung
2 Strecken Sie die Arme über den Kopf. Die Oberarme bleiben während der gesamten Übungsdauer am Kopf. Die Bewegung kommt nur aus dem Ellbogengelenk. Halten Sie die Handgelenke bei der Übungsausführung gerade. Beugen Sie die Arme zurück in die Ausgangsposition.

Variationen
- Spielen Sie mit der Hand-/Griffhaltung: Untergriff, Obergriff, gedrehte Ausführung (vgl. Grafik Seite 29)
- Die gleiche Übungsausführung im Sitz oder Kanutenstand (Oberkörper leicht vorgebeugt). Für beide Varianten wird das Band mit dem Türanker unten, hinter dem Körper fixiert.

HINWEIS

Halten Sie die Hände bei der Streckbewegung zusammen. So können Sie die Bewegung am Anfang besser koordinieren.

Ausführungsvarianten
- Triceps Extension (Armstrecken) ist eine Übung, die in vielen Ausgangspositionen möglich ist. Man muss bei der richtigen Ausführung die Funktionen des Muskels beachten. Der dreiköpfige Armstrecker (M. triceps brachii) macht eine Streckung im Ellbogengelenk sowie eine Rückführung im Schultergelenk möglich.

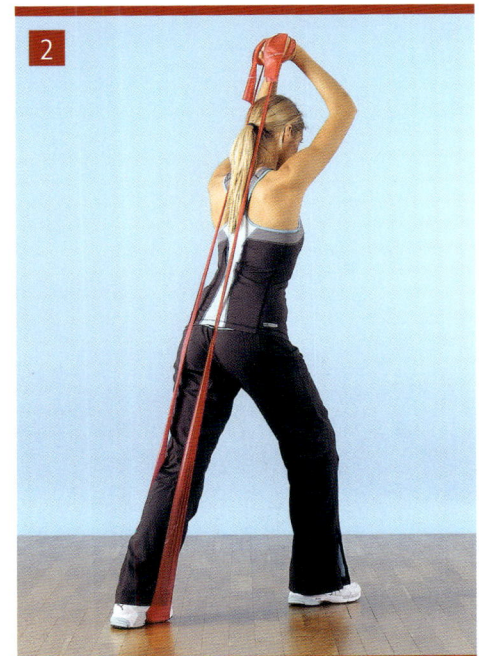

Übungen für die Streckung im Ellbogengelenk

- Triceps Extension (stehend hüftbreit, mit Türanker)
- Triceps Extension in Schrittstellung, Ellbogen in Retroversion gehalten (Kickback)
- Triceps Extension nach oben und unten hinter dem Körper
- Triceps Extension im Vierfüßlerstand
- Triceps Extension in Rückenlage

Übungen für die Rückführung im Schultergelenk

- Siehe Übung 9, Seite 51: Armrückführen (Retroversion)

Variation: Retroversion und Kickback **

Kombinierte Übung für die Rückführung im Schultergelenk und die Ellbogenstreckung:

Ausgangsposition: Schrittstellung
Bandfixierung: (2,5-m-Band, ggf. Griffe): Wickeln Sie die Bandenden um die Hände. Steigen Sie mit dem vorderen Fuß auf die Bandmitte. Der Oberkörper ist leicht vorgebeugt. Die Arme hängen gestreckt nach unten. Die Handflächen zeigen zueinander (neutrale Handhaltung). Das Band steht unter leichter Spannung.

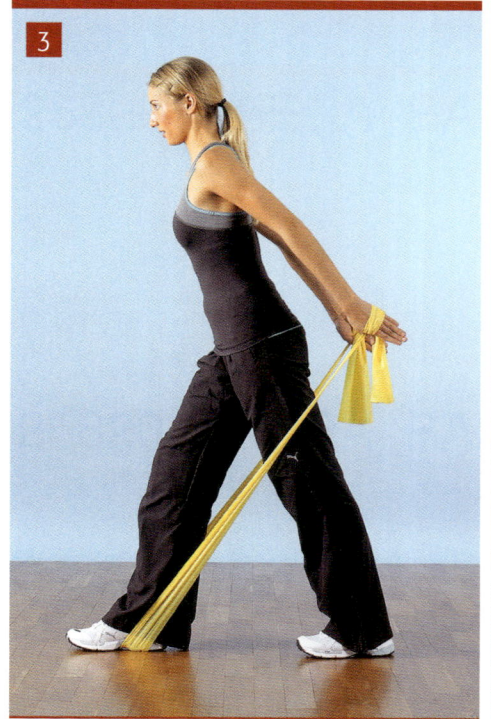

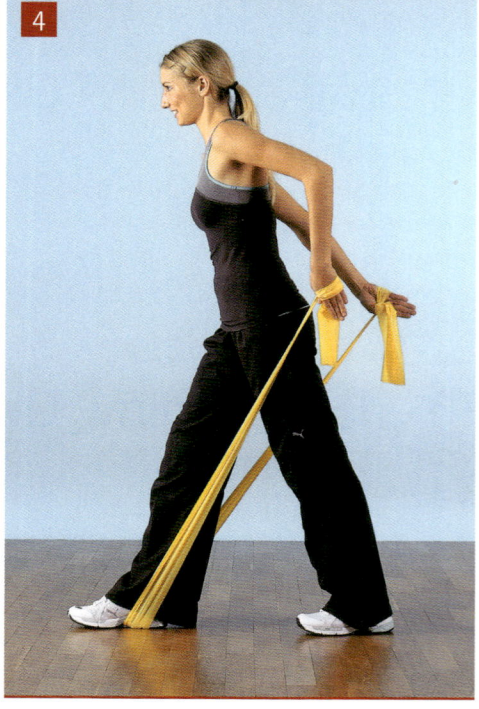

Übungsausführung

3+4 Ziehen Sie die Arme gebeugt zunächst aus der Schulter nach hinten, bis die Oberarme ungefähr parallel zum Boden stehen (eine Art Ruderbewegung mit vorgebeugtem Oberkörper). Nun strecken Sie die Arme aus dem Ellbogengelenk nach hinten. Halten Sie die Handgelenke bei der Übungsausführung gerade. Kommen Sie zurück in die Ausgangsposition, indem Sie die Arme zunächst beugen und dann aus der Schulter nach unten fallen lassen.

Variation

- Übungsausführung im Vierfüßlerstand einarmig möglich.

Übung 14: Kombination Biceps-Triceps **

Ausgangsposition: Schrittstellung
Bandfixierung: (2,5-m-Band, ggf. Griffe): Stellen Sie sich mit dem vorderen Fuß auf die Bandmitte. Der Oberkörper ist etwas weiter nach vorne gelehnt. Halten Sie mit der vorderen Hand das Band im Untergriff. Der Arm hängt leicht gebeugt nach unten. Die hintere Hand hält das Band im Neutralgriff. Der Ellbogen ist auf Schulterhöhe hochgezogen.

HINWEIS

Achten Sie darauf, dass auch in der entspannten Armhaltung das Thera-Band® nicht locker herunterhängt, sondern unter leichter Spannung steht.

Übungsausführung

5 Strecken und beugen Sie die Arme gleichzeitig. Das heißt, wenn der vordere Arm gebeugt wird (= Übung Biceps Curl) ist der hintere Arm angewinkelt (= entspannt). Wenn der hintere Arm im Ellbogen gestreckt wird (= Übung Kickback) wird der vordere Arm nach unten gestreckt (= entspannt). Wechseln Sie Arm- und Fußposition.

Variation

- Sie können beide Muskeln auch gleichzeitig beanspruchen: Wenn der vordere Arm gebeugt wird, wird der hintere Arm im Ellbogengelenk gestreckt. Die Muskelentspannung erfolgt ebenfalls gleichzeitig.

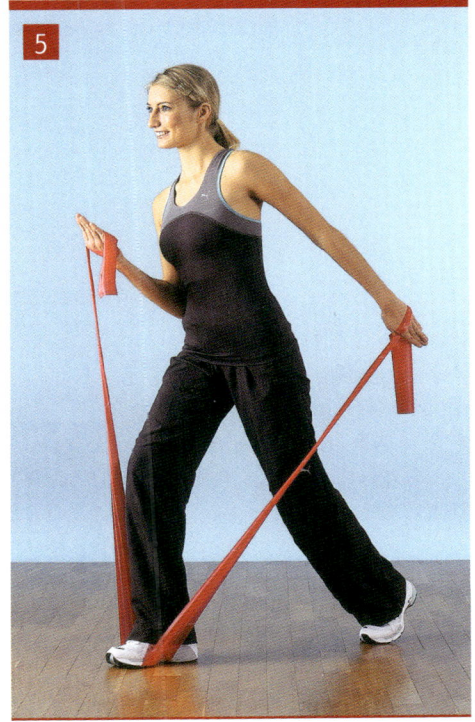

Übung 15: Triceps Dips **

Mit dieser Übung wird der dreiköpfige Armstrecker auf der Oberarmrückseite (M. triceps brachii) besonders effektiv beansprucht.

Ausgangsposition: Sitz
Bandfixierung: (2,5-m-Band): Legen Sie das Band breitflächig vom Nacken ausgehend über die Schultern. Halten Sie mit jeder Hand ein Ende, indem Sie sich seitlich eng am Körper abstützen. Die Finger zeigen nach vorn, die Ellbogen nach hinten. Die Beine sind 90° angewinkelt mit aufgestellten Fußsohlen. Das Band sollte unter starker Spannung stehen, da Sie sich in der Endposition befinden.

Übungsausführung

1 Beugen und strecken Sie die Arme, sodass die Ellbogen nach hinten ausgerichtet bleiben. Der Oberkörper ist aufrecht und wird vertikal eng an der Sitzgelegenheit nach unten geführt. Bei gebeugter Armhaltung sollte das Band noch leicht unter Spannung stehen. Je tiefer Sie gehen, desto anstrengender ist die Übung.

Variationen

- Machen Sie es sich einfach, indem Sie die Arme nur wenig beugen.
- Nutzen Sie die Ausführungsvarianten (ab Seite 26).

Variationen für Fortgeschrittene

- Verändern Sie den Hebel, indem Sie mit den Füßen weiter von der Sitzgelegenheit weg wandern.
- Stellen Sie die Füße auf eine instabile Unterlage.

Übung 16: Liegestütz *–**

Die klassische Übung für die Brustmuskulatur (M. pectoralis major). Es werden dabei aber auch kleine Muskeln, wie der vordere Schultermuskel (M. deltoideus pars clavicularis) und der Armstrecker (M. triceps brachii) stark beansprucht.

Ausgangsposition: Vierfüßlerstand
Bandfixierung: (2,5-m-Band): Legen Sie das Band breitflächig auf Schulterblatthöhe über den Rücken. Fixieren Sie die Enden mit den Händen rechts und links am Boden. Die Hände sind leicht nach innen gedreht, die Finger zeigen diagonal zueinander. In der Vierfüßlerposition sollte das Band unter starker Spannung stehen, denn es ist die Endposition.

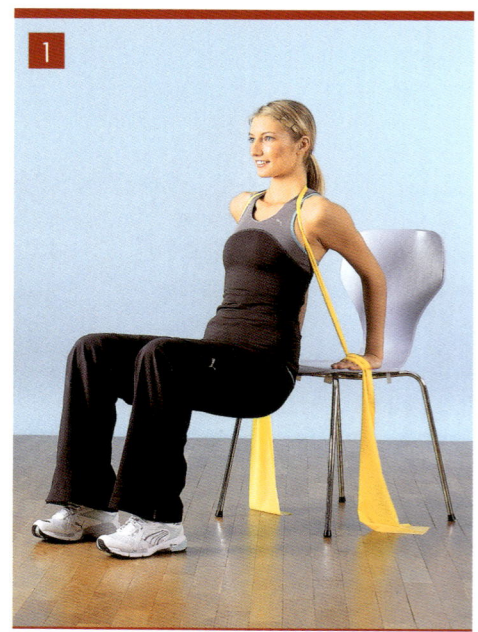

Übungsausführung

2 Beugen Sie die Arme. Die Ellbogen gehen dabei nach diagonal außen. Halten Sie die Rumpfspannung stabil. In gebeugter Armposition sollte das Band noch leicht unter Spannung stehen. Strecken Sie nun die Arme wieder und drücken sich in die Ausgangspostion.

Variation

- Nutzen Sie die Ausführungsvarianten (ab Seite 26).

Variationen für Fortgeschrittene

- Verändern Sie die Hebel, indem Sie den Rumpfwinkel vergrößern. Wandern Sie dafür mit den Händen weiter nach vorn. Dadurch verlagert sich der Körperschwerpunkt nach unten.

HINWEIS

Da Schultermuskel und Armstrecker im Verhältnis zur Brustmuskulatur schwach sind, können sie der leistungslimitierende Faktor bei der Übungsausführung sein. Die Brustmuskeln könnten wahrscheinlich noch weiterarbeiten. Deshalb empfiehlt es sich, die Brustmuskulatur, z. B. mit der nachfolgenden Übung, zunächst isoliert zu beanspruchen. Dies nennt man auch Vorermüdung.

- Die schwierigste Variante ist der klassische Liegestütz, bei der nur die Hände und Fußballen Bodenkontakt haben. Achten Sie darauf, dass der Körper in einer Linie bleibt.

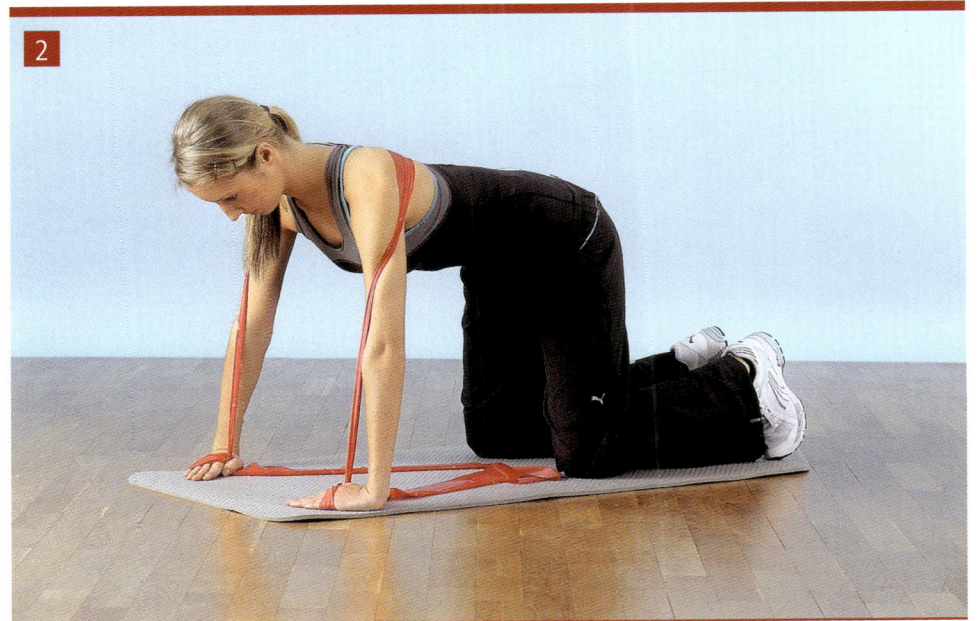

Übung 17: Fliegende Bewegungen und Criss Cross *

Diese Übung (sowohl fliegende Bewegung als auch Criss Cross) ist eine relativ einfache und isolierte Übung für die Brustmuskulatur.

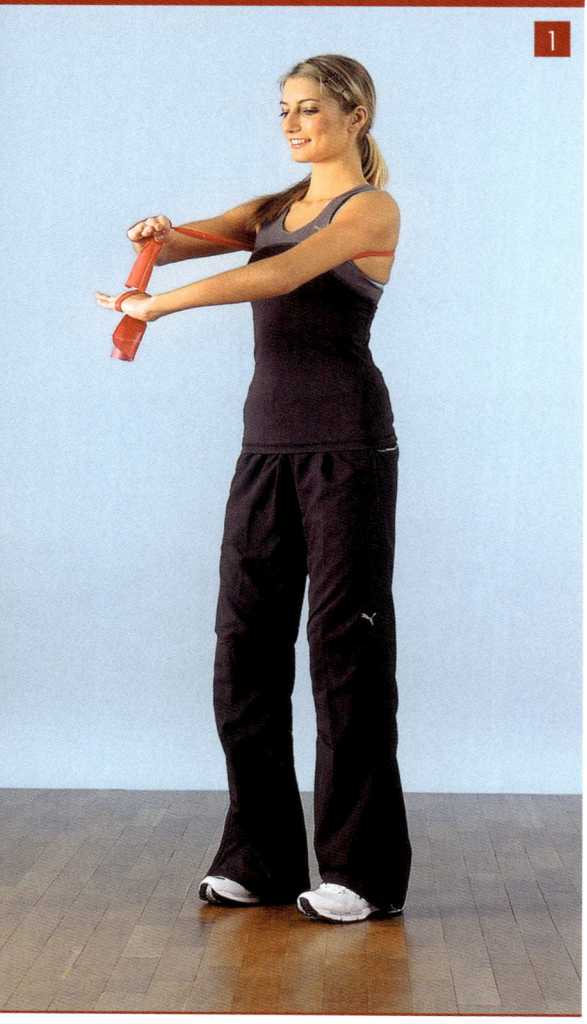

Ausgangsposition: hüftbreiter Stand
Bandfixierung: (1,5-m-Band): Führen Sie das Band vom oberen Rücken unter Ihren Achseln rechts und links in die Hände. Wickeln Sie die Enden um die Hände und halten Sie die Arme seitlich etwas unter Schulterhöhe annähernd gestreckt (Armwinkel 170°).

Übungsausführung
1 Schließen Sie die Arme vor der Brust und öffnen Sie sie wieder in die Ausgangsposition. Die Bewegung kommt nur aus dem Schultergelenk. Beim Criss Cross öffnen Sie die Arme nicht bis zur Seite, sondern führen schnelle, kleine kreuzende Bewegungen vor der Brust aus, sodass im Wechsel einmal die rechte Hand über der linken und umgekehrt steht.

Variationen
- Arbeiten Sie unilateral.
- Nutzen Sie auch die anderen Ausführungsvarianten (ab Seite 26).

Variationen für Fortgeschrittene
- Üben Sie mit einer der folgenden Varianten auf einer instabilen Unterlage. Achten Sie dennoch auf eine saubere Übungsausführung.
- Stellen Sie sich auf einen Stabilitätstrainer oder einen Therapiekreisel und führen Sie die Übung aus (propriozeptives Training).
- Legen Sie sich auf einen Pezziball oder einen Stabilitätstrainer und führen nun die Übung aus.
- Alternativ können Sie sich auch auf einen Pezziball setzen, um die Übung auszuführen. Auch diese Variation eignet sich für das propriozeptive Training.

Übung 18: Butterfly und Vorhochheben **

Diese Übung ist aufgrund ihrer Zweidimensionalität nur für Geübte geeignet. Die Brustmuskulatur hat mehrere Funktionen. Zunächst werden die Arme auf Schulterhöhe zusammengeführt (= transversale Adduktion) und dann aus der Schulter nach vorne angehoben (= Anteversion). Die folgende Übung kombiniert beide Bewegungen. Als Einsteiger können Sie die zwei Übungen auch getrennt voneinander ausführen.

Ausgangsposition: Schrittstellung
Bandfixierung: (2x 2,5 m, ggf. Türanker): Diese Übung wird auf 2 Ebenen ausgeführt, deshalb benötigen Sie 2 (gleichstarke) Bänder, die aus unterschiedlichen Richtungen ziehen. Für die Fotoaufnahme wurden bewusst zwei unterschiedliche Bandfarben gewählt. Das erste Band fixieren Sie mit einem Türanker etwas unter Schulterhöhe. Sie wickeln die Enden um die Hände, die Sie in U-Halte neben dem Körper halten. Achten Sie darauf, dass das Band unter den Achseln verläuft und vorne an den Unterarmen in die Hände läuft. Stellen Sie sich mit dem vorderen Fuß auf das zweite Band. Die Bandenden laufen vertikal nach oben in die Hände, wo sie durch Wickelung fixiert werden.

Übungsausführung

2 Führen Sie die Arme zunächst aus der Schulter nach vorne, bis sich die Unterarme berühren (Butterfly-Bewegung). Halten Sie die Arme geschlossen und heben Sie die Arme zusätzlich aus der Schulter nach oben (Anteversion über 90°).

Variation
- Nutzen Sie auch die Ausführungsvarianten (ab Seite 26).
- Als Variante für Einsteiger können Sie die beiden Übungen getrennt voneinander durchführen.

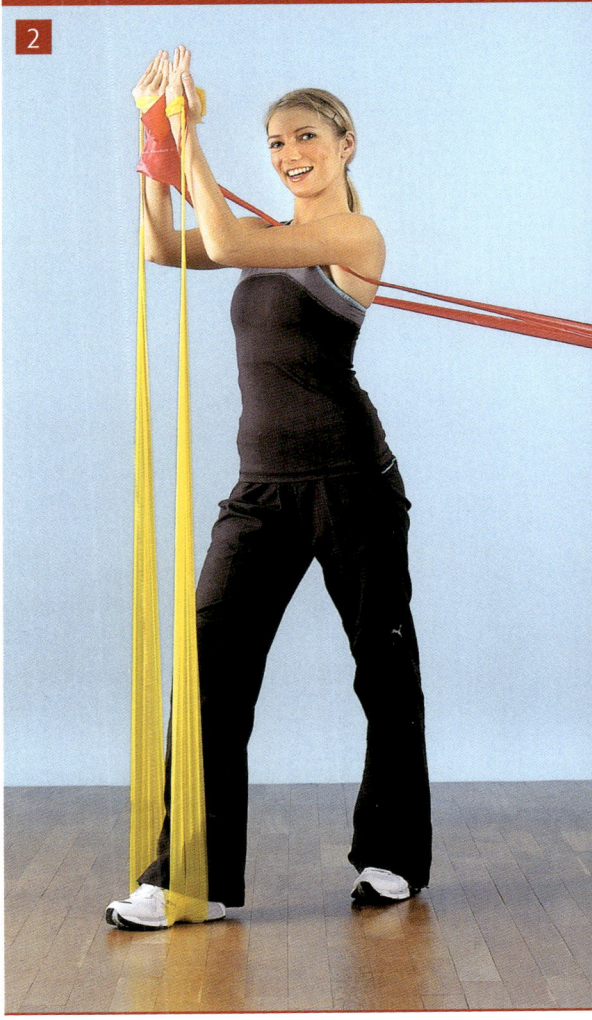

Übungen für Unterarme und Hände

Obwohl die Muskeln der Unterarme, Hände und Finger tagtäglich beansprucht werden, wird ihnen selten Beachtung geschenkt. Dabei verrichten sie vor allem feinmotorische Höchstleistungen. Denken Sie an das Tippen auf der PC-Tastatur oder das »einfache« Schreiben. Erst wenn die Muskeln schmerzen, also Überlastungszeichen zeigen, schenken wir ihnen Beachtung. Sehnenscheidenentzündungen oder der sogenannte Tennisarm, der eher selten durch das Tennisspiel hervorgerufen wird, sind die häufigsten Überlastungserscheinungen. Alltägliche, immer gleiche Belastungen wie die Arbeit mit einem Schraubenzieher oder das Auswringen eines Putzlappens führen zu dem stechenden Schmerz im Handgelenk oder im Bereich des Ellbogens.

Die **Kraft der Hände** ist aber nicht nur bei körperlicher Arbeit wichtig. Das Einschenken von Kaffee oder das Öffnen eines Einmachglases kann im Alter und natürlich bei Erkrankungen im Arm-Handbereich (z. B. Arthritis) zur Schwierigkeit werden. Die Griffkraft kann in Kombination mit anderen Komponenten auch als Sturzprophylaxe gesehen werden. Das Training von Kraft, Geschicklichkeit und Mobilität sollte auch bei den Unterarm-, Hand- und Fingermuskeln nicht vernachlässigt werden.

Neben den nachfolgenden einfachen Übungen mit dem Thera-Band® hat die Firma Thera-Band® auch spezielle Geräte zum Training der Hand- und Fingermuskeln entwickelt. Deren Anschaffung lohnt sich, nicht nur wenn Sie rheumatische oder arthritische Erkrankungen haben! Thera-Band®-**Handtrainer** (Exerciser) sind spezielle Bälle in fünf unterschiedlichen Farben. Die Farben bedeuten unterschiedliche Widerstände. Für unterschiedliche Handgrößen stehen zwei Ballgrößen zur Verfügung. Mit den Bällen kann man den Griff stärken sowie die Geschicklichkeit und Mobilität der Finger trainieren. So werden Fein- und Grobmotorik trainiert. Die Durchführung von umeinander kreisenden Bewegungen zweier Bälle in die eine und die andere Richtung in einer Hand alleine durch Finger- und Handbewegung bewirkt neben der Verbesserung der Feinmotorik auch eine Stressreduzierung. Es besteht sogar die Möglichkeit die Bälle zu erwärmen oder zu kühlen (Einsatz in der Wärme- und Kältetherapie). So schulen Sie die Sensomotorik in besonderem Maße.

Der progressive Handtrainer ist eine Art Tamburin mit einem breitflächigen, löchrigen Thera-Band®-Überzug. Die Überzüge sind in den bewährten Thera-Band®-Farben mit den entsprechenden Widerständen erhältlich. Durch Öffnen und Schließen sowie Beugen und Strecken der Finger erfahren die Handmuskeln ein besonderes Training.
Der Thera-Band®-FlexBar ist ein 30 cm langes, flexibles Widerstandsgerät, mit dem der Griff

und Muskeln gekräftigt und Gelenke mobilisiert werden können. Drei unterschiedliche Farben kennzeichnen unterschiedliche Widerstände. Zudem sind die Durchmesser der FlexBars unterschiedlich.

Übung 19: Daumengrundgelenkübung *

Ausgangsposition: Stand
Bandfixierung (1,5-m-Band): Halten Sie das Band in einer Hand relativ kurz auf Brusthöhe. Die Bandschlaufe sollte nicht länger als bis Bauchnabelhöhe herunterhängen. Legen Sie die Daumeninnenseite in die Bandschlaufe, sodass der Daumen durch das Band völlig verdeckt ist. Der Daumen ist abgespreizt.

Übungsausführung
1 Drücken Sie den Daumen aus dem Gelenk an den Zeigefinger heran. Führen Sie den Daumen zurück in die Ausgangsposition.

Variationen
- Die Übung ist auch im Sitzen durchführbar.
- Stellen oder setzen Sie sich auf eine instabile Unterlage.

Übung 20: Gas geben *

Ausgangsposition: Sitz
Bandfixierung (2,5-m-Band): Sitzen Sie mit aufgestellten Füßen. Knoten Sie ans Bandende eine kleine Schlaufe, sodass gerade Ihre Hand durchpasst. Fädeln Sie die rechte Hand ein, legen Sie das Band breitflächig über den Hand-

HINWEIS

Verwenden Sie zu Beginn Bänder und Geräte mit sehr leichtem bis leichtem Widerstand.

rücken und greifen Sie das Band unterhalb des Knotens. Legen Sie den rechten Unterarm auf dem rechten Oberschenkel ab, die Hand ist im Obergriff (Handfläche zeigt nach unten) nach vorn abgeknickt. Der Oberkörper ist dabei leicht nach vorn gebeugt. Fixieren Sie das herunterhängende Band mit dem rechten Fuß. Lassen Sie den Bandüberschuss zur Sicherheit zwischen den Beinen zum linken Oberschenkel laufen und fixieren Sie das Band zusätzlich mit der linken Hand.

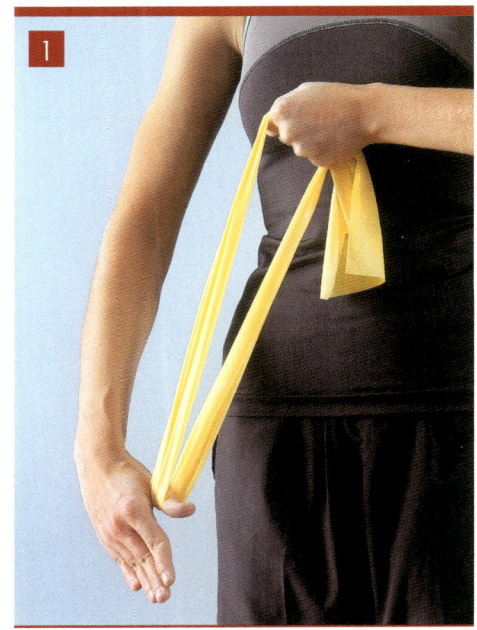

Übungsausführung

2 Geben Sie Gas! Beugen und strecken Sie die Hand im Wechsel aus dem Handgelenk. Wechseln Sie nach einem Satz die Seite. Ändern Sie die Bandfixierung.

Übung 21: Hammerübung *

Ausgangsposition: Sitz
Bandfixierung (2,5-m-Band): Sitzen Sie mit aufgestellten Füßen. Knoten Sie ans Bandende eine kleine Schlaufe, sodass gerade Ihre Hand durchpasst. Fädeln Sie die rechte Hand in geöffneter, neutraler Handposition ein. Legen Sie den rechten Unterarm auf dem rechten Oberschenkel ab. Der Oberkörper ist dabei leicht nach vorn gebeugt. Die Handfläche zeigt nach innen. Das Band verdeckt die Hand breitflächig. Fixieren Sie das herunterhängende Band mit dem rechten Fuß. Lassen Sie den Bandüberschuss zur Sicherheit zwischen den Beinen zum linken Oberschenkel laufen und fixieren Sie das Band zusätzlich mit der linken Hand, wickeln Sie das Band dazu um die Hand.

Übungsausführung

3 Hämmern Sie! Knicken Sie die Hand im Wechsel nach unten ab und bewegen Sie sie aus dem Handgelenk wieder nach oben. Wechseln Sie nach einem Satz die Seite. Ändern Sie die Bandfixierung.

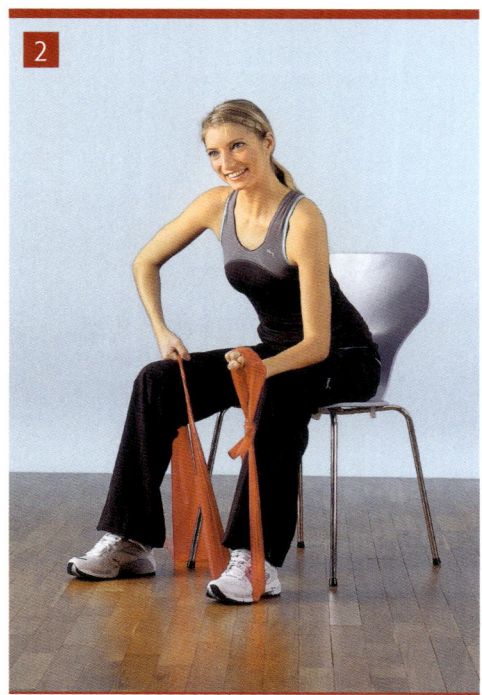
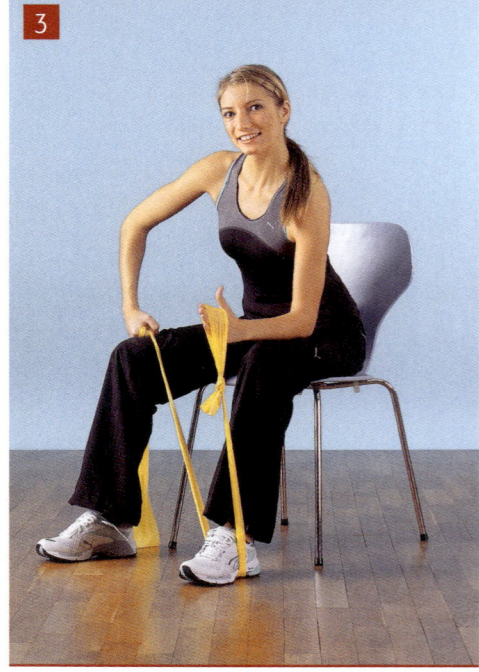

Übungen für den Rücken

Das Kreuz mit dem Kreuz, wer kennt es nicht. Mit dem Thera-Band® haben Sie sich ein Gerät zugelegt, mit dem Sie ohne großen Aufwand Ihre Rückenmuskeln stärken und den Rückenschmerz bekämpfen können. Sie werden sicher schon gemerkt haben, wie gut körperliche Aktivität den Rückenmuskeln tut. Für die Muskeln, die bei allen alltäglichen Situationen vorwiegend statische Haltearbeit im schlechtesten Fall über Stunden und vielleicht in unfunktionellen Körperpositionen verrichten müssen, ist eine Bewegungspause eine Wohltat.

Die **Muskeln der Wirbelsäule** haben die Aufgabe, die Wirbelsäule
- zu strecken (Extension), z. B. nach dem Schuhe binden sich wieder aufrecht hin zu setzen oder stellen,
- zu rotieren (Rotation), z. B. beim Schulterblick im Auto,
- seitlich aufzurichten (Lateralflexion und Extension), z. B. wenn Sie einen, zur besseren Lastenverteilung lieber zwei, Getränkekästen seitlich hochheben, und
- aufrecht zu halten (statische Haltearbeit in Zusammenarbeit mit der Bauchmuskulatur zu verrichten), z. B. beim Sitzen im Bürostuhl.

Man unterscheidet die tiefliegenden und wirbelsäulennahen Muskeln, die unter dem Namen M. erector spinae zusammengefasst werden, sowie die oberflächlichen Rückenmuskeln, zu denen der Kapuzenmuskel (M. trapezius) und die großen und kleinen Rautenmuskeln (M. rhomboideus major et minor) im oberen und mittleren Rückenbereich gehören und der breite Rückenmuskel (M. latissimus dorsi), der den unteren Brustwirbel- sowie den gesamten Lendenwirbelbereich abdeckt.
Hals-, Brust- und Lendenwirbelsäule sind aufgrund des unterschiedlichen Wirbelaufbaus und der Einbettung in das Körpersystem unterschiedlich anfällig. Die **Muskeln der Halswirbelsäule** balancieren den Kopf. Durch die besondere Wirbelkonstruktion des ersten und zweiten Halswirbels ist die Beweglichkeit besonders groß.
Die **Brustwirbelsäule** ist durch die Anbindung an den Brustkorb relativ starr und unbeweglich, macht aber die wenigsten Probleme. Die **Lendenwirbelsäule** trägt die größte Belastung und ist damit am verletzungsanfälligsten.

Dieses komplexe System ermöglicht bei optimaler Funktion eine gute Haltung und einen aufrechten Gang. Um die Funktion zu erhalten, muss man neben der Kräftigung der wirbelsäulenumspannenden Muskeln das Augenmerk auch auf Dehnung und Entspannung sowie die Umsetzung des Geübten im alltäglichen Bewegungsverhalten legen. Überprüfen Sie Ihre alltäglichen Gewohnheiten beim Liegen, Sitzen, Stehen, Bücken, Heben, Tragen.

Rückentraining besteht nicht nur aus Rückenübungen, sondern steht synonym für Ganzkörpertraining. Benutzen Sie zum Beispiel im Alltag den Ausfallschritt (Übung 51, Seite 97), um Ihren Rücken zu entlasten. Wie das funktioniert? Wenn Sie etwas vom Boden aufheben wollen, dann gehen Sie ab jetzt immer über den tiefen

Ausfallschritt mit dem Körper Richtung Boden. So wird der Rücken geschont und die Beine trainiert.

Entlasten Sie den Rücken in regelmäßigen Abständen tagsüber in der Rückenlage. Nur so ernähren sich die Bandscheiben. Variieren Sie mit ausgestreckten Beinen, aufgestellten Füßen oder in der Stufenlagerung.

Haben Sie schon eine Fehlhaltung (Rundrücken, Hohlrücken, Hohlrundrücken) entwickelt oder liegt eine anatomisch bedingte Veränderung (Skoliose, Flachrücken) vor? Leiden Sie an Wirbelgleiten? Hatten Sie bereits eine Bandscheibenvorwölbung oder einen Vorfall? Dann sollten Sie für Ihr individuelles Programm einen Experten zu Rate ziehen.

Damit Sie nicht mehr zu den 80 % der Bevölkerung gehören, die an Rückenschmerzen leiden, sollen Ihnen die folgenden Thera-Band®-Übungen für den Rücken helfen.

Übung 22: Rudern eng *

Mit dieser Übung beanspruchen Sie den Kapuzenmuskel und den breiten Rückenmuskel. Die Rautenmuskeln ziehen die Schulterblätter zur Wirbelsäule. Der M. biceps brachii hilft bei der Armbeugung und der hintere Faserverlauf des Kappenmuskels (M. deltoideus) ist an der Armrückführung beteiligt.

Ausgangsposition: Sitz am Boden (alternativ am Step, auf einem Hocker/Treppenstufe)

Bandfixierung (2,5-m-Band, ggf. Türanker): Wickeln Sie die Bandmitte um Ihre Füße, indem Sie das Band breitflächig an die Fußsohlen legen, rechts und links von außen nach innen jeweils um den Fuß wickeln, sodass das Band von außen zum Körper verläuft. Kreuzen Sie das Band auf Kniehöhe und wickeln Sie die Enden um die Hände, die Sie neutral halten. Bei fast gestreckten Armen sollte das Band leicht unter Spannung stehen. Einfacher ist es, wenn Sie das Band mit einem Türanker auf Bauchnabelhöhe fixieren.

Übungsausführung

1 Beugen Sie die Arme, indem Sie die Ellbogen nah am Körper vorbei nach hinten ziehen. Ziehen Sie dabei die Schulterblätter leicht zur Wirbelsäule. Die Schultern bleiben tief.

HINWEISE

- Achten Sie immer auf eine aufrechte Wirbelsäulenhaltung.
- Halten Sie den Kopf bei allen Übungsausführungen immer in Verlängerung der Wirbelsäule.
- Versuchen Sie auch bei den Übungen im Vierfüßlerstand eine natürliche Wirbelsäulenposition zu halten. Die Wirbelsäule ist kein Stab. Wenn Sie einen großen Spiegel zur Verfügung haben, positionieren Sie sich seitlich. Durch eine Kopfdrehung können Sie ohne große Verrenkung Ihre Haltung und die Übungsausführung kontrollieren.
- Die Grundspannung bei Übungen in Bauchlage ist penibel einzuhalten. Lagern Sie ggf. ein gerolltes Handtuch unter dem Bauch, damit Sie nicht in die Hyperlordose (Hohlkreuz) fallen.

HINWEIS

Diese Übung ist besonders gut auch als Partnerübung im Sitz oder Stand ausführbar. Jeder Partner führt die Übung wie oben beschrieben aus. Die Bandfixierung ist eine Kreuzung der beiden Bänder in der Mitte. Dazu schlingt ein Partner sein Band mittig um das Band des anderen. Stellen oder setzen Sie sich so weit auseinander, bis beide Bänder eine leichte Grundspannung aufweisen.

Variationen
- Spielen Sie mit dem Griff: Halten Sie das Thera-Band® im Obergriff, Untergriff oder in der gedrehten Variante. (vgl. Grafik Seite 29)
- Arbeiten Sie auch mal unilateral.
- Führen Sie die Übung im hüftbreiten oder Kanutenstand aus.
- Rudern Sie einarmig im Vierfüßlerstand.

Variationen für Fortgeschrittene
- Setzen (Pezziball) oder stellen (Stabilitätstrainer, Kippbrett, o. Ä.) Sie sich auf eine instabile Unterlage.

Übung 23: Rudern weit *

Durch die ausgestellten Arme verlagert sich die Belastung bei der weiten Übungsausführung auf den quer verlaufenden Faserteil des Kapuzenmuskel und die Rautenmuskeln.

Ausgangsposition und **Bandfixierung** wie bei Übung 22: Die Oberarme sind auf Schulterhöhe ausgestellt und die Hände im Obergriff.

Übungsausführung
2 Ziehen Sie das gekreuzte Band etwas unter Schulterhöhe nach hinten. Die Ellbogen führen die Bewegung. Schulterblätter ziehen zur Wirbelsäule. Schultern tief halten. Führen Sie die Arme zurück in die Ausgangsposition.

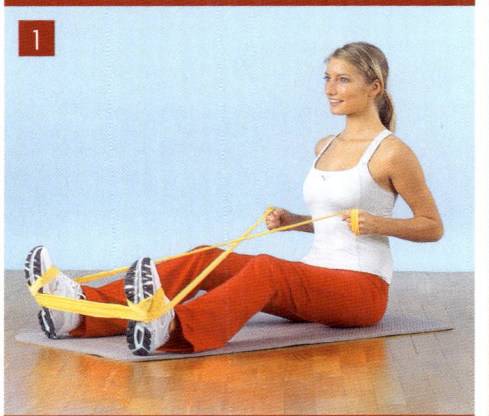
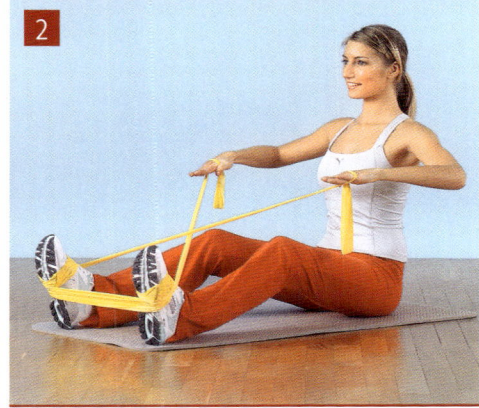

Variation: Rudern weit mit Rotation **

3 In der Endstellung der Bewegung Rudern weit erfolgt eine kleine Rotationsbewegung (ca. 45°) nach rechts und links aus der Wirbelsäule. Die sog. U-Halte der Arme wird während der Rotation statisch gehalten. Der Bewegungsrhythmus ist: zurückziehen, Rotation rechts, zurückdrehen, Arme strecken. Wiederholung mit Rotation zur Gegenseite. Sitzen Sie aufrecht, bevor Sie die Rotation beginnen. Die Rotationsbewegung darf keine Schmerzen verursachen!

Übung 24: Pfeil und Bogen *

Ausgangsposition: Schrittstellung
Bandfixierung (1,5-m-Band): Wickeln Sie das Band um beide Hände. Stellen Sie sich vor, Sie halten einen Bogen auf Schulterhöhe. In der einen Hand den Rahmen, in der anderen Hand den Pfeil am Bogen. Die vordere Hand wird neutral, die hintere Hand im Obergriff gehalten.

Übungsausführung
4 Ziehen Sie das Band auf Schulterhöhe auseinander, indem Sie die vordere Hand nach vorne und die hintere Hand nach hinten auf der Horizontalen bewegen. Der Oberkörper rotiert dabei leicht mit der hinteren Hand, der Blick wandert nach hinten. Wechseln Sie nach Durchführung eines Satzes die Schritt- und Handpositionen.

Variationen
- Führen Sie die Übung im Sitzen, z. B. auf einem Stuhl, aus.

Variationen für Fortgeschrittene
- Führen Sie die Übung stehend oder sitzend auf einer instabilen Unterlage aus.
- Beginnen Sie die Übung im weiten Ausfallschritt. Führen Sie beim Auseinanderziehen des Bandes gleichzeitig den Ausfallschritt (Übung 51, Seite 97) aus.

Übung 25: Adler *

Ausgangsposition: weiter Stand
Bandfixierung (2,5-m-Band): Stellen Sie sich mittig mit beiden Füßen auf das Band. Stehen Sie mit leicht gebeugten Beinen und leicht vorgebeugtem Oberkörper. Kreuzen Sie das Band. Wickeln Sie die Enden um die Hände. Handflächen zeigen nach hinten (Obergriff). Das Band sollte bei nach unten hängenden Armen leicht unter Spannung stehen.

Übungsausführung
5 Mit der Oberkörperaufrichtung werden die Arme über vorne nach oben außen gezogen. Die Arme sind dabei leicht gebeugt. In der Endposition zeigen die Handflächen nach vorne.

Variationen
- Als Variation im Stehen können Sie die Übung auch aus der Schrittstellung ausführen oder das Band mit einem Türanker unten im Türrahmen fixieren. Beide Male erfolgt der Bandverlauf ohne Bandkreuzung.
- Diese Übung ist auch im Kanutenstand (ohne Bandkreuzung), sitzend (Bandwickelung um die Oberschenkel und Bandkreuzung) sowie in Rückenlage (mit Bandkreuzung) möglich.

ÜBUNGEN FÜR DEN RÜCKEN | 69

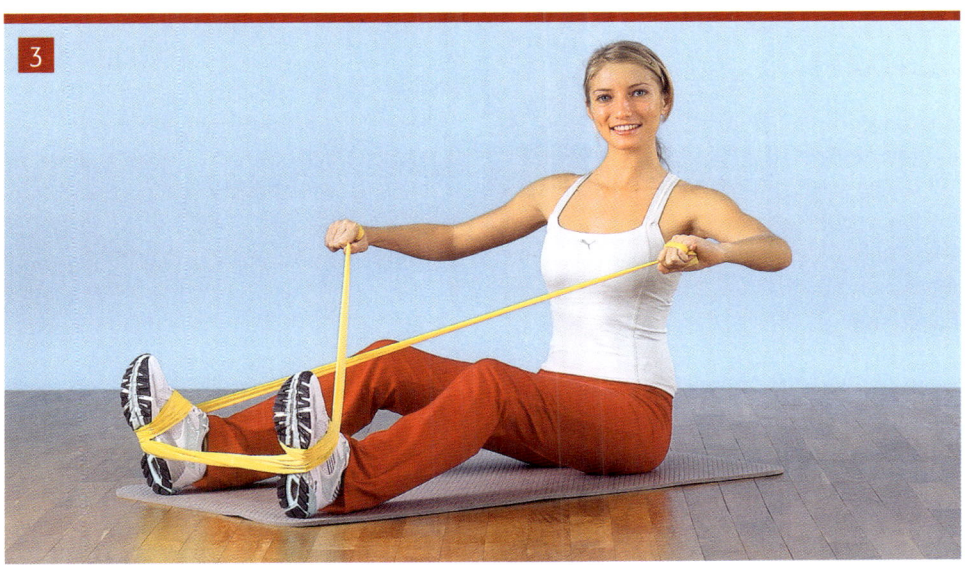

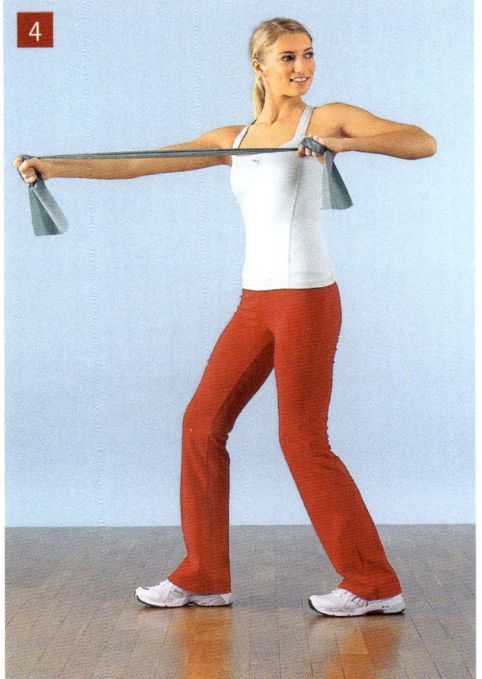

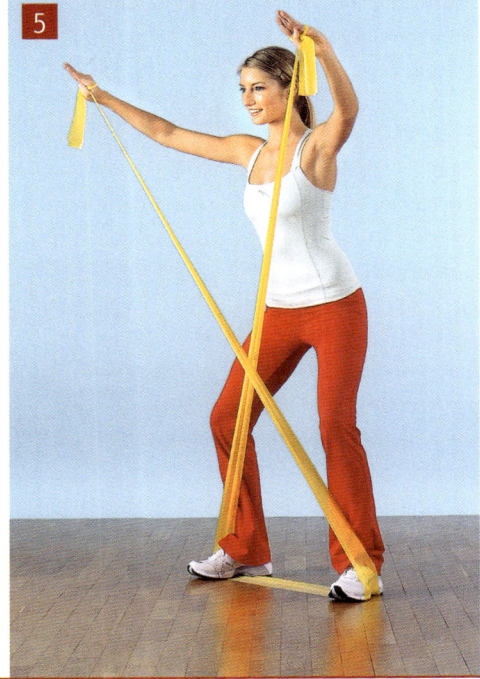

Übung 26: Aufrichtung mit Rotation *

Ausgangsposition: weiter Stand
Bandfixierung (2,5-m-Band): Stellen Sie sich mit dem rechten Fuß im weiten Stand auf die Bandmitte. Die Beine sind leicht gebeugt, der Oberkörper zur rechten Seite vorgebeugt. Halten Sie mit beiden Händen das Band in leichter Spannung.

Übungsausführung

1 Richten Sie den Oberkörper diagonal zur linken Seite auf. Dabei entsteht eine leichte Rotation in der Wirbelsäule. Führen Sie in der Aufwärtsbewegung die Arme über die Diagonale von rechts unten nach links oben. Halten Sie die Bauchmuskeln bei der gesamten Übungsabfolge unter Spannung.

Übung 27: Latziehen *

Ausgangsposition: weiter Stand
Bandfixierung (1,5-m-Band): Wickeln Sie die Bandenden um die Hände. Heben Sie die Arme über den Kopf. Das Band sollte leicht unter Spannung stehen.

Übungsausführung

2 Öffnen Sie die Arme über die Seite. Ziehen Sie dabei die Ellbogen in die Beugung zu der jeweiligen Körperseite. Ziehen Sie bei der Abwärtsbewegung die Schulterblätter nach innen unten in Richtung Wirbelsäule. Die Hände beenden die Bewegung etwa auf Schulterhöhe. Das Band wird hinter dem Kopf geführt.

Variationen

- Arbeiten Sie auch einarmig im Wechsel.
- Diese Übung ist auch sitzend, im Kanutenstand sowie in Bauchlage möglich.
- Die Ausführung ist auch mit einem langen Band mit Türankerbefestigung möglich.

Variation für Fortgeschrittene

- Stellen (Stabilitätstrainer), setzen oder legen (Pezziball) Sie sich auf eine instabile Unterlage.

Variation: Latziehen in Bauchlage auf instabiler Unterlage **

Ausgangsposition: Bauchlage auf Pezziball
Bandfixierung (2,5-m-Band, ggf. Türanker): Fixieren Sie die Bandmitte mit dem Türanker auf Türgriffhöhe. Wenn Sie keinen Anker zur Verfügung haben, dann legen Sie das Band mehrmals um den Griff. Wickeln Sie die Bandenden um die Hände. Legen Sie sich so weit von der Tür entfernt in Bauchlage auf einen Pezziball, bis das Band bei über den Kopf gestreckten Armen unter leichter Spannung ist. Der Kopf ist in Verlängerung der Wirbelsäule. Spannen Sie bei aufgestellten Fußspitzen den ganzen Körper an, damit Sie das Gleichgewicht halten können.

Übungsausführung

3 Öffnen Sie die Arme über die Seite. Ziehen Sie dabei die Ellbogen in die Beugung zu der jeweiligen Körperseite. Ziehen Sie die Schulterblätter nach innen unten in Richtung Wirbelsäule. Die Hände beenden die Bewegung etwa auf Schulterhöhe.

ÜBUNGEN FÜR DEN RÜCKEN | 71

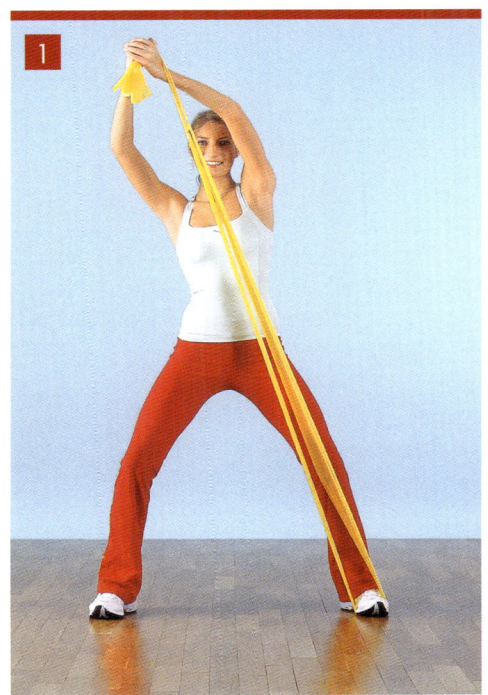
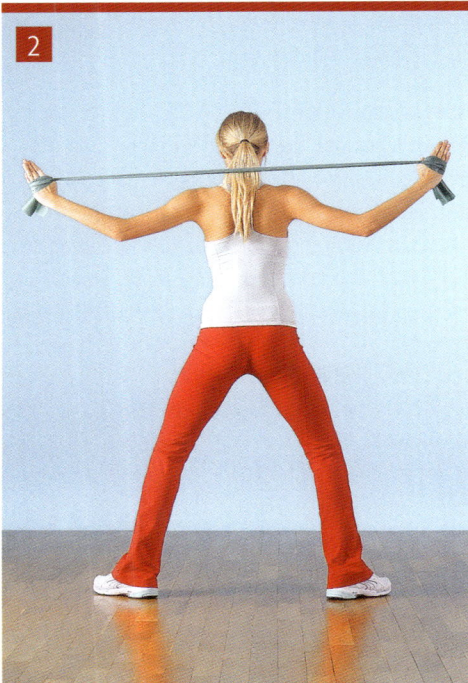
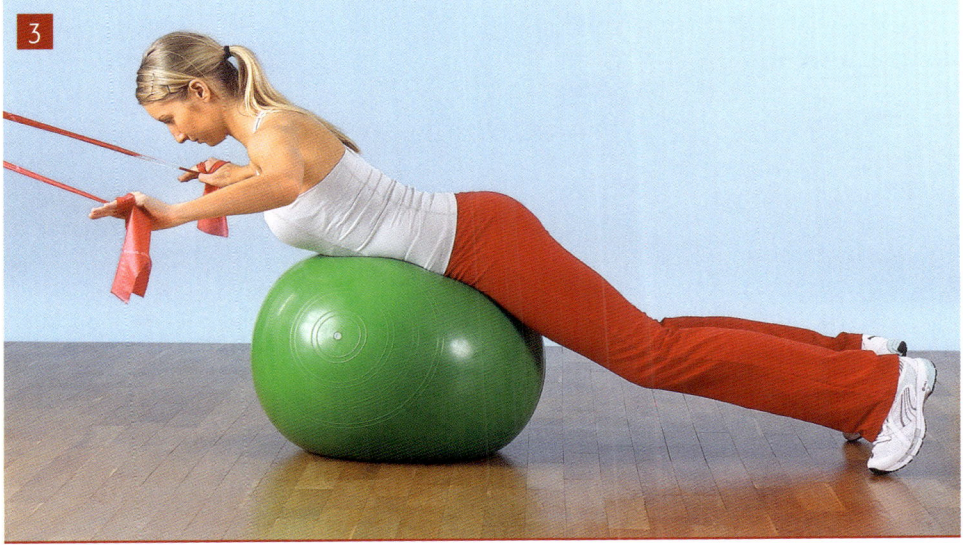

Variation: Latziehen, vorgebeugt, mit Partner **

Ausgangsposition: weiter Stand, Partner schauen sich an
Bandfixierung (2,5-m-Band, ggf. Griffe): Kreuzen Sie mit Ihrem Partner die Bänder. Wickeln Sie die Enden um die Hände oder verwenden Sie jeweils 2 Griffe. Beugen Sie in der weiten Standposition den Oberkörper aus der Hüfte zirka 45° nach vorne. Die Arme werden über dem Kopf gehalten. Gehen Sie so weit auseinander bis die gekreuzten Bänder eine leichte Spannung aufweisen.

Übungsausführung
4 Beide Partner öffnen die Arme gleichzeitig über die Seite. Ziehen Sie dabei die Ellbogen in die Beugung zu der jeweiligen Körperseite. Ziehen Sie die Schulterblätter nach innen unten in Richtung Wirbelsäule. Die Hände beenden die Bewegung etwa auf Schulterhöhe.

Übung 28: Oberkörperaufrichtung im Sitzen *

Die Aufrichtung des Oberkörpers, auch Extension der Wirbelsäule genannt, erfolgt durch den sogenannten langen Rückenstrecker. Unter diesem Begriff sind all die kurzen, mittellangen und langen Muskeln zusammengefasst, die die einzelnen Wirbelkörper miteinander verspannen, mehrere Segmente überspringen und die Wirbelsäule zur Seite verspannen.

Ausgangsposition: Sitz (Boden, Step oder Stuhl)
Bandfixierung (2,5-m-Band): Knoten Sie das Band an den Enden zusammen. Stellen Sie die

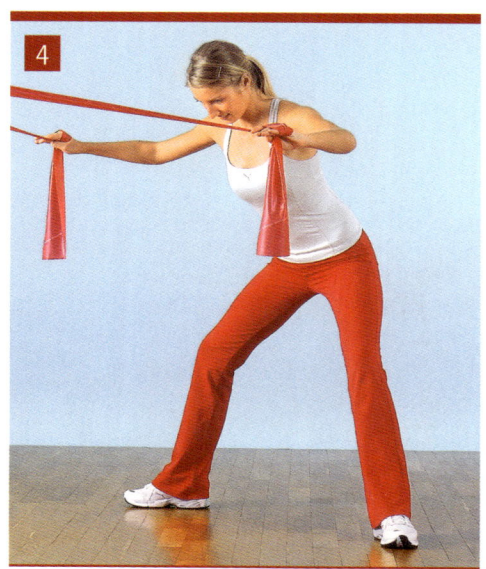
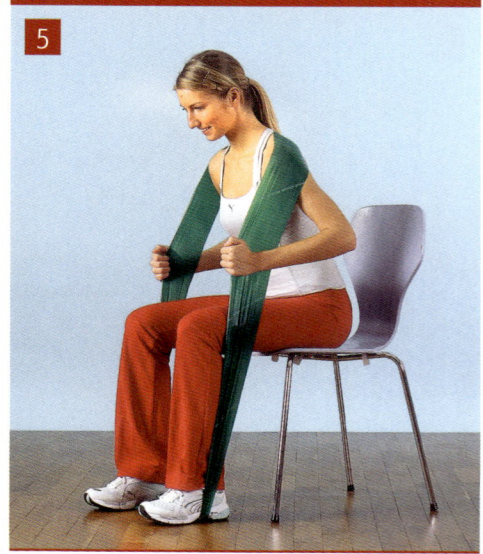

Füße rechts und links neben den Knoten. Ziehen Sie das Band über den Kopf und legen Sie das Band breitflächig über die Schultern und den Nacken. Beugen Sie sich so weit nach vorne bis der Bauch und die Brust auf den Oberschenkeln aufliegen. Halten Sie das Band mit beiden Händen locker auf Brusthöhe.

Übungsausführung
5 Richten Sie den Oberkörper nach oben auf, bis Sie fast aufrecht sitzen. Halten Sie den Kopf immer in Verlängerung der Wirbelsäule in natürlicher Haltung.

Übung 29: Diagonal Lift **

Ausgangsposition: Vierfüßlerstand
Bandfixierung (2,5-m-Band): Legen Sie im Kanutenstand die Mitte des Bandes breitflächig um die rechte Fußsohle. Wickeln Sie die Enden um die Hände und kommen Sie in den Vierfüßlerstand.

Übungsausführung
6 Strecken Sie das rechte Bein langsam aus Hüft- und Kniegelenk aus, bis das Bein in Verlängerung der Wirbelsäule in der Luft steht. Halten Sie dabei das Becken gerade. Finden Sie die Balance. Wenn Sie sich sicher fühlen, dann führen Sie den linken Arm gestreckt nach vorne, bis auch er in Verlängerung der Wirbelsäule steht. Senken Sie den Arm und danach das Bein. Führen Sie Ihren Übungssatz durch. Führen Sie die Übung anschließend auf der anderen Seite aus.
Wenn Ihnen die Übung zu komplex erscheint, heben Sie erst das Bein. Senken Sie es in die Ausgangsposition und führen Sie die Armbewegung nach vorne aus.

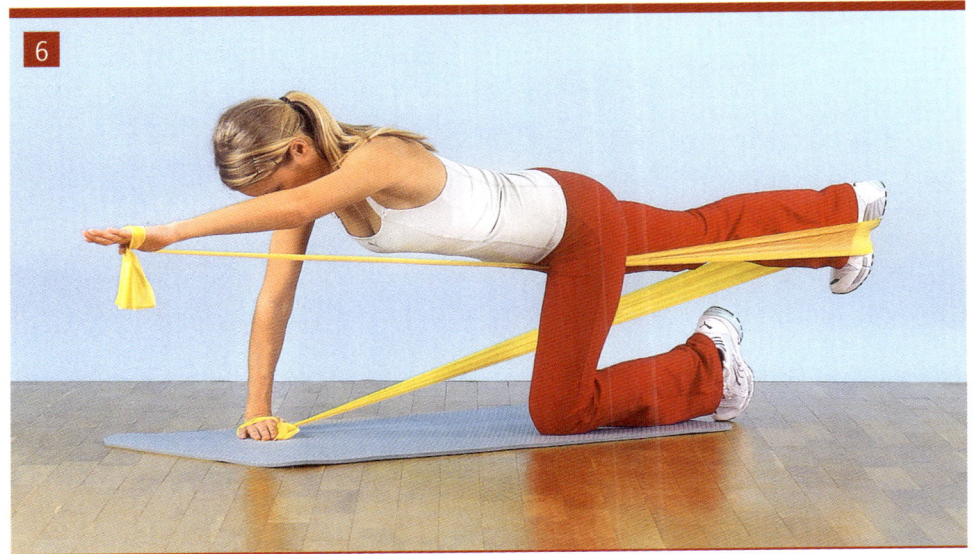

Übungen für den Bauch

Die **Bauchmuskulatur** ist ein Geflecht von mehreren Muskelschichten mit unterschiedlichen Faserverläufen. In Zusammenarbeit mit den vielen Rückenmuskeln sind sie in ihrer Gesamtheit für die Rumpfstabilisation und die aufrechte Haltung zuständig. Zudem spielen sie bei der Ästhetik des Körpers eine entscheidende Rolle. Allerdings will ich auch an dieser Stelle noch einmal betonen, dass man allein vom Bauchmuskeltraining mit dem Thera-Band® keinen **Waschbrettbauch** bekommt. Das Unterhautfettgewebe, das über den schönen Bauchmuskeln liegt, bekommen Sie nämlich alleine mit der Durchführung der folgenden Übungen leider nicht weg. Kombinieren Sie Krafttraining mit Ausdauertraining im sogenannten Fettstoffwechselbereich. Das heißt, dass Sie zunächst einmal den Körper darauf trainieren müssen, an die richtigen Energiereserven heranzugehen.

Möchten Sie abnehmen? Dann ist es ideal, wenn Sie das Ausdauertraining direkt vor dem Training mit dem Thera-Band® durchführen. So arbeiten Sie während der Kräftigungsübungen auf erhöhtem Stoffwechselniveau im Vergleich zum alleinigen Thera-Band®-Training. Denken Sie auch daran, die Übungen für Rücken und Bauch möglichst erst am Ende Ihres Trainings auszuführen. Diese Muskeln müssen bei fast allen Übungen die Ausgangsposition stabilisieren. Wenn Sie sie schon zu Beginn des Trainings ermüden, können Sie die anderen ausgewählten Übungen womöglich nicht mehr so effektiv ausführen.

Wichtige Hinweise

- Für Einsteiger wird bei den Übungen in Rückenlage empfohlen, den Bauchnabel nach innen in Richtung Wirbelsäule zu ziehen, sodass der untere Rücken am Boden fixiert ist. Die neueste Empfehlung, die natürliche Wirbelsäulenhaltung einzuhalten, ist sehr schwierig. Nutzen Sie ggf. ein zusammengerolltes Handtuch zur Lagerung im Lendenwirbelbereich.
- Personen mit Nackenschmerzen und Neigung zu Verkrampfung in diesem Bereich wird empfohlen, sich während der Ausführung von Bauchmuskelübungen auf ein Handtuch zu legen, dieses oberhalb vom Kopf rechts und links an den Spitzen zu halten und den Kopf relativ entspannt in das Tuch sinken zu lassen. Leider kann man bei dieser Ausführung einzelne Thera-Band®-Übungen nicht mehr ausführen oder es kommt aufgrund des großen Hebels zu einer schnellen Ermüdung bzw. Überlastung des Trainierenden.
- Ein besonderer Hinweis gebührt erneut der Atmung, die gerade bei der Ausführung von Bauchmuskelübungen in Rückenlage vergessen wird. Vermeiden Sie die gefährliche Pressatmung. Arbeiten Sie lieber mit niedrigem Widerstand und weniger Wiederholungen, dafür aber besonders korrekt in der Übungsausführung und mit regelmäßigem Atemrhythmus: bei der Anstrengung ausatmen, bei der Entspannung einatmen!
- Personen, die an Bluthochdruck leiden, sollten Bauchmuskelübungen in der Rückenlage

ÜBUNGEN FÜR DEN BAUCH

nicht ausführen. Nutzen Sie die anderen Varianten!
- Bauchmuskelübungen, bei denen die Beine mit bewegt werden, beanspruchen auch in hohem Maße die Hüftbeugemuskulatur. Dies ist nicht immer wünschenswert. Falls Sie zu einem Hohlkreuz neigen oder Ihnen der untere Rücken häufig Probleme bereitet, dann versuchen Sie, die Bauchmuskeln so isoliert wie möglich zu trainieren. Das ist nur bei Übungen »ohne« Bewegung in der Hüfte gewährleistet.

Übung 30: Crunch *

Beim Crunch beanspruchen Sie die gerade Bauchmuskulatur (M. rectus abdominis) sowie die äußeren und inneren schrägen Bauchmuskeln (M. obliquus externus et internus abdominis).

Ausgangsposition: Rückenlage mit angestellten Beinen (ca. 90° Kniewinkel, ca. 120° Hüftwinkel)
Bandfixierung (1,5-m-Band): Wickeln Sie das Band um die Hände. Legen Sie das Band breitflächig, mittig auf die Oberschenkel. Die Arme fixieren das Band, indem die Hände seitlich neben den Beinen gehalten werden.

Übungsausführung

1 Richten Sie den Oberkörper aus der Rückenlage Wirbel für Wirbel auf. Nur der obere und mittlere Bereich des Rückens verlassen den Boden. Der untere Rücken hat immer Bodenkontakt. Die Arme bleiben bei der Oberkörperbewegung fast gestreckt. Durch die Bewegung

HINWEISE

- Zur besseren Eigenstabilisation sollten Sie die Fußspitzen anziehen und die Fersen leicht in den Boden drücken. Wenn Sie die Spannung intensivieren, trainieren Sie zusätzlich die Muskeln der Waden und Oberschenkelrückseite statisch.
- Wenn Sie zusätzlich den Gesäßmuskel anspannen, werden die Bauchmuskelenden noch näher zusammengeführt.
- Spannen Sie zusätzlich die Beckenbodenmuskeln an!

wird das Band über den Oberschenkeln auseinander gezogen.

Variationen
- Gleiche Übungsausführung bei Beinposition in der Luft gehalten (Hüft- und Kniewinkel 90°).

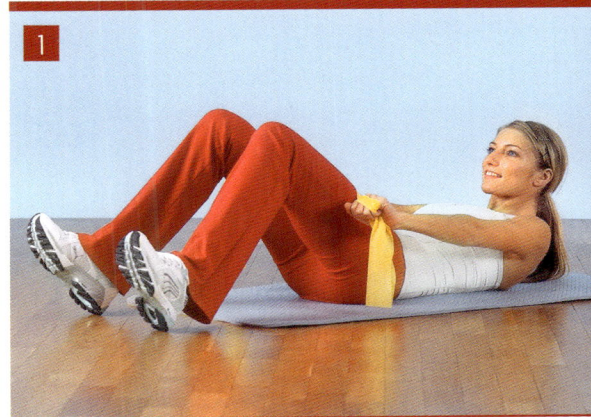

Fokus Beckenboden

Der Beckenboden ist ein Geflecht von unterschiedlichen Muskelsträngen, die den Bereich zwischen Schambein, Steißbein und den Sitzbeinhöckern bedecken. Frauen und Männer haben ihn. Er stützt die inneren Organe und beeinflusst Harn- und Geschlechtsorgane. Die Kraft der Muskeln haben Einfluss auf Haltung, Atmung, Sexualität und gesundheitliche Probleme. Da Inkontinenz ein weit verbreitetes, aber selten angesprochenes Problem ist, möchte ich Sie zum Beckenbodentraining animieren. Keine Angst! Sie brauchen keine zusätzliche Trainingszeit, denn den Beckenboden kann man in allen Übungspositionen mit aktivieren.

Beckenbodenspannung in drei Phasen

1. Ziehen Sie die Scheide nach innen oben. Wie einen Aufzug, höher und höher (innere Schicht).
2. Nähern Sie die Sitzbeinhöcker einander an. Als ob Sie sie einklappen wollen (mittlere Schicht).
3. Stellen Sie sich nun vor, Sie bewegen das Schambein und das Steißbein aufeinander zu (äußere Schicht).
Spannen Sie die Muskeln so kräftig wie möglich an.

Variation: Klassischer Crunch mit Türanker *

Ausgangsposition: Rückenlage mit angezogenen Beinen (Hüft- und Kniewinkel 90°)
Bandfixierung (2,5-m-Band, Türanker): Fixieren Sie das Band mittig mit einem Türanker 50 cm vom Boden. Wickeln Sie die Bandenden so um die Hände, dass das Band unter leichter Spannung steht, wenn die Hände auf Schläfenhöhe mit gebeugter Armhaltung fixiert sind.

Übungsausführung

2 Beugen Sie den Oberkörper nach vorne, als ob Sie jeden Wirbel einzeln aufrollen wollten. Die Arme bleiben fixiert. Die Kraft kommt ausschließlich aus der Bauchmuskulatur.

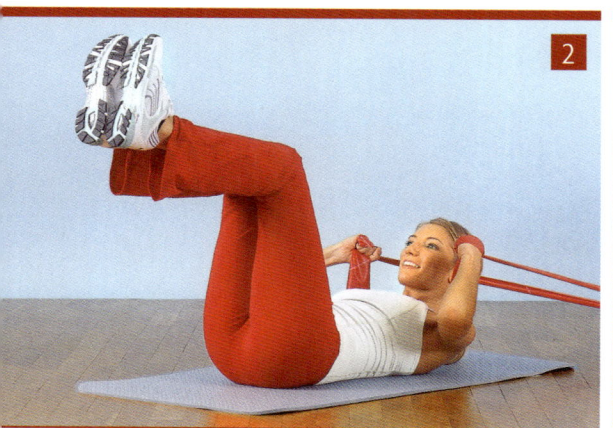
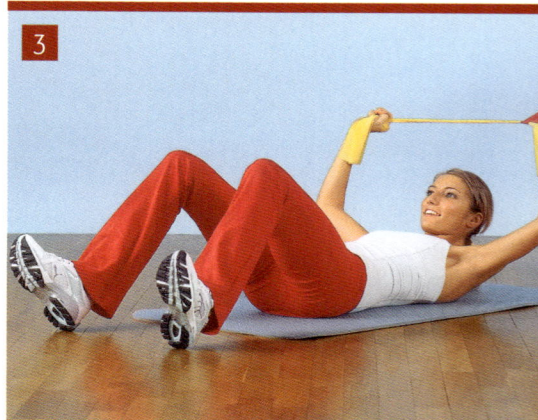

Variation für Fortgeschrittene
- Beim Total Crunch schieben Sie die Knie Richtung Decke, sodass sich das Gesäß von der Unterlage löst, wenn Sie den Oberkörper einrollen.

Variation: Partner Crunch **

Ausgangsposition: Rückenlage
Bandfixierung (2,5-m-Band): Kreuzen Sie mit Ihrem Partner das Band. Legen Sie sich so hin, dass die Köpfe zueinander zeigen. Wickeln Sie die Enden um die Hände. Beide Bänder sollten in Rückenlage leicht unter Spannung stehen.

Übungsausführung
3 Führen Sie gleichzeitig die Beugung der Wirbelsäule – Wirbel für Wirbel – aus. Nur der obere und mittlere Bereich des Rückens verlassen den Boden. Der untere Rücken hat immer Bodenkontakt. Rollen Sie langsam zurück in die Ausgangsposition.

Variationen
- Siehe Crunch.

Übung 31: Twisted Crunch *

Mit dieser Übung trainieren Sie Ihre äußeren und inneren schrägen Bauchmuskeln (M. obliquus externus et internus abdominis). Bei der diagonalen Aufrichtung nach rechts arbeitet der äußere schräge Muskel auf der linken Seite und der innere schräge der rechten Seite. Beim Seitenwechsel ist die Beanspruchung entsprechend wechselseitig.

Ausgangsposition: Rückenlage mit angestellten Beinen (Kniewinkel ca. 90°, Hüftwinkel ca. 120°)
Bandfixierung (2,5-m-Band, Türanker): Fixieren Sie das Band mit dem Türanker etwa 30 cm vom Boden im Türrahmen rechts. Legen Sie sich seitlich versetzt zur Fixierung mit dem Kopf zur Tür im Abstand von ca. 1 m. Halten Sie die Bandenden mit beiden Händen (Wickelung möglich) seitlich neben dem Kopf. Das Band steht unter leichter Spannung.

Übungsausführung
4 Rotieren Sie den Oberkörper in die Gegenrichtung und beugen Sie ihn gleichzeitig diagonal nach unten links. Die Arme bewegen sich diagonal vor dem Körper von oben rechts nach unten links Richtung Fußaußenseite.
Wechseln Sie nach einem Satz die Seiten. Achten Sie auf einen entspannten Nacken.

Variation
- Nutzen Sie die Ausführungsvarianten (ab Seite 26).

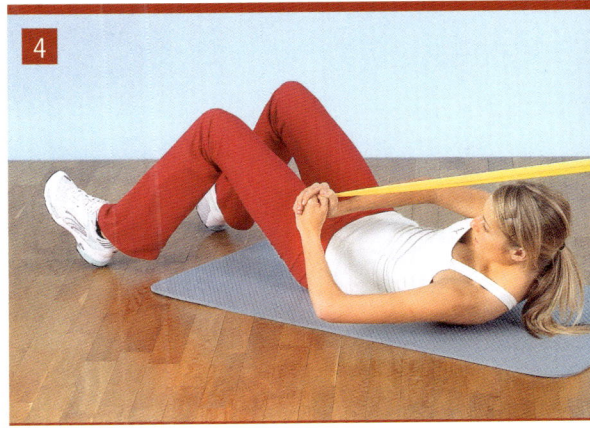

Variationen für Fortgeschrittene

- Halten Sie bei der Übung die Beine in der Luft angewinkelt (Hüft- und Kniewinkel 90°). Während der Oberkörper zur rechten Seite rotiert, strecken Sie das rechte Bein nach vorne aus. Je flacher die Beinbewegung zum Boden, desto anstrengender für die gesamte Bauchmuskulatur.
- Auch als Partnerübung mit einem Band für beide oder mit gekreuzten Bändern möglich. Die Bänder liegen eng zusammen. Köpfe zueinander, Positionierung allerdings leicht versetzt. Die Aufrichtung erfolgt vom Partner weg diagonal nach außen unten.

Übung 32: Beckenstoß **

Ausgangsposition: Rückenlage, Hüft- und Kniewinkel 90°)

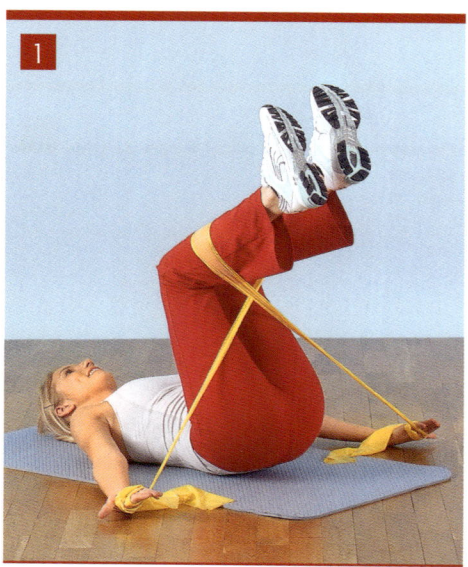

Bandfixierung (2,5-m-Band): Sitzen Sie zunächst auf dem Boden. Legen Sie das Band bei angewinkelten Beinen breitflächig und mittig auf die Unterschenkel. Kreuzen Sie das Band hinter den Waden und wickeln Sie die Bandenden um die Hände. Rollen Sie in die Rückenlage. Nehmen Sie die Beine mit, sodass jeweils im Hüft- und Kniegelenk etwa ein 90°-Winkel entsteht. Halten Sie die Arme diagonal ausgestreckt am Boden fixiert, Handflächen zeigen nach oben.

Übungsausführung

1 Schieben Sie die Knie Richtung Decke, sodass sich das Gesäß leicht von der Unterlage löst. Die Kraft kommt nur aus dem unteren Bauch. Vermeiden Sie Druck auf die Hände auszuüben. Achten Sie bei dieser Übung besonders auf regelmäßige Atemzüge.

Variationen für Fortgeschrittene

- Halten Sie das Gesäß für einige Sekunden vom Boden weg. Führen Sie wenn möglich kleine pulsende Bewegungen aus.
- Heben Sie das Becken leicht von der Unterlage ab. Bewegen Sie nun die Unterschenkel im Wechsel nach rechts und links.
- Total Crunch: Heben Sie gleichzeitig die Schultern leicht von der Unterlage.

Übung 33: Rumpfseitneigen *

Ausgangsposition: hüftbreiter Stand
Bandfixierung (2,5-m-Band, ggf. Griffe): Stellen Sie sich mittig auf das Band. Wickeln Sie die Enden um die Hände oder benutzen Sie Thera-Band®-Griffe. Das Band sollte im aufrechten

ÜBUNGEN FÜR DEN BAUCH

Stand bei herunterhängenden Armen unter leichter Spannung stehen. Die Handflächen zeigen zum Körper (Neutralgriff).

Übungsausführung
2 Neigen Sie den Oberkörper zur rechten Seite. Beine und Hüfte bleiben stabil. Führen Sie einen Satz aus und wechseln Sie dann auf die Gegenseite.

Variation
- Nutzen Sie einzelne Ausführungsvarianten (ab Seite 26).

Variation für Fortgeschrittene
- Führen Sie die gleiche Übung in Rückenlage in der Crunch-Position mit angehobenem Oberkörper aus.

Übung 34: Rumpfbeugen *

Ausgangsposition: Kniestand
Bandfixierung (2,5-m-Band, Türanker): Fixieren Sie das Band mittig mit einem Türanker oben im Türrahmen. Knien Sie mit dem Rücken zur Tür. Wickeln Sie die herunterhängenden Bandenden so um die Hände, dass bei aufgerichtetem Oberkörper das Band unter leichter Spannung steht. Halten Sie die Hände auf Schläfenhöhe bei gebeugter Armhaltung.

Übungsausführung
3 Beugen Sie den Oberkörper nach vorne, als ob Sie jeden Wirbel einzeln einrollen wollten. Die Armhaltung bleibt gleich. Die Bewegung kommt nur aus der Wirbelsäule. Sie können diese Übung auch sitzend ausführen.

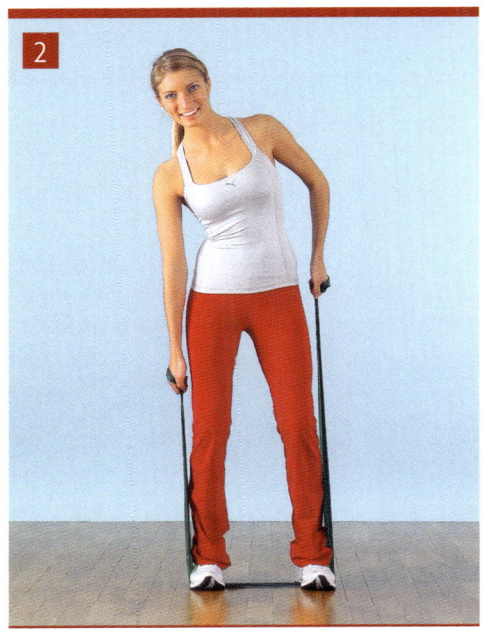
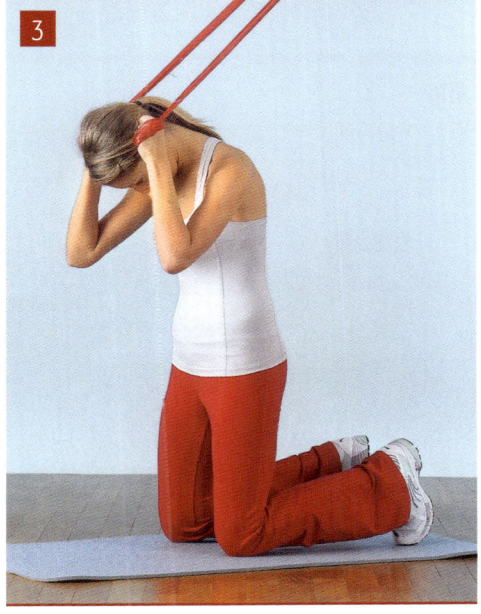

Übung 35: Rumpfbeugen diagonal *

Ausgangsposition: Sitz (Boden, Stuhl oder Pezziball) seitlich zum Türrahmen
Bandfixierung (2,5-m-Band, Türanker): Fixieren Sie das Band mit dem Türanker oben im Türrahmen. Setzen Sie sich seitlich zur Tür. Halten Sie die Bandenden mit beiden Händen (Wickelung möglich) seitlich neben dem Kopf. Der Oberkörper ist rechts zur Tür hin rotiert.

Übungsausführung
1 Rotieren Sie den Oberkörper in die Gegenrichtung (links) und beugen Sie sich gleichzeitig in der Wirbelsäule nach diagonal unten links. Die Arme bewegen sich diagonal vor dem Körper von oben rechts nach unten links. Stellen Sie sich vor, Sie haben einen Gegenstand in der Hand, den Sie in den Boden schlagen wollen.

Variation
- Nutzen Sie die Ausführungsvarianten (ab Seite 26).

Variationen für Fortgeschrittene
- Führen Sie die Übung sitzend auf dem Pezziball aus.
- Führen Sie die Übung in Rückenlage liegend auf dem Pezziball aus. Der Bandzug kommt aus Türgriffhöhe.

Übung 36: Beinschaukel **

Ausgangsposition: Rückenlage, Hüftwinkel 90°, Beine gestreckt
Bandfixierung (2,5-m-Band): Befestigen Sie das Band auf der Höhe im Türrahmen, auf der sich Ihre Fußgelenke in der Ausgangsposition befinden. Knoten Sie die Enden zusammen

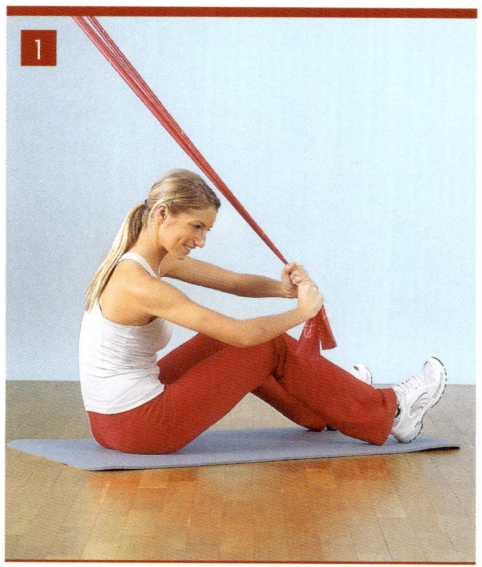
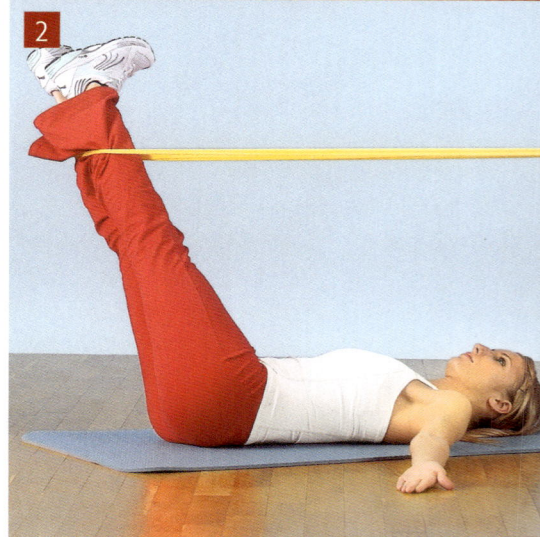

HINWEIS

Knieprobleme? Dann fixieren Sie das Band gelenknah, direkt unterhalb des Knies.

---

und fixieren Sie das Band oberhalb der Fußgelenke. Der Körper liegt seitlich zur Tür. Die Arme liegen gestreckt diagonal nach unten ausgerichtet auf dem Boden, Handflächen zeigen nach oben.

Übungsausführung

2 Die gestreckten Beine werden ca. 30° in die Gegenrichtung geführt. Die Lendenwirbelsäule hält den Kontakt zur Unterlage. Die Beine kommen zurück in die Ausgangsposition. Führen Sie einen Satz aus und wechseln Sie dann Ihre Übungsposition um 180° für die Ausführung auf der Gegenseite.

Variation für Fortgeschrittene

- Zur Intensivierung heben Sie den Kopf und die Schultern leicht von der Unterlage ab. Achten Sie aber darauf, dass Nacken- und Schultermuskeln nicht verkrampfen.

Übung 37: Lateralflexion **

Ausgangsposition: Rückenlage, Hüft- und Kniewinkel 90°
Bandfixierung (2,5-m-Band): Befestigen Sie das Band auf der Höhe im Türrahmen, auf der sich Ihre Fußgelenke in der Ausgangsposition befinden. Knoten Sie die Enden zusammen und fixieren Sie das Band oberhalb der Fußgelenke. Der Körper liegt diagonal zur Tür, sodass die Beine näher bei der Tür und der Kopf weiter von der Tür weg liegt. Die Arme liegen gestreckt diagonal nach unten ausgerichtet auf dem Boden, Handflächen zeigen nach oben.

Übungsausführung

3 Drehen Sie die Unterschenkel nach außen, von der Tür weg. Das Becken und die Lendenwirbelsäule haben stets Bodenkontakt.

Variation

- Führen Sie die Übung im Unterarmstütz aus. Der Bandzug kommt nun von unten im Türrahmen.

Variation für Fortgeschrittene

- Zur Intensivierung heben Sie den Kopf und die Schultern leicht von der Unterlage ab, die Muskeln bleiben entspannt.

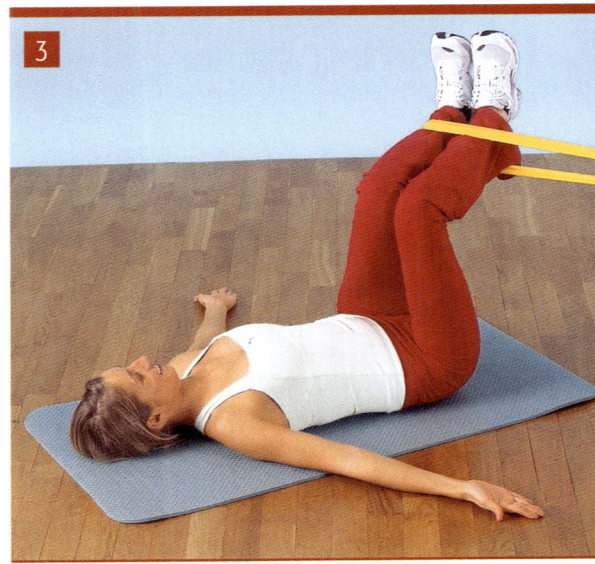

Übungen für Hüfte, Gesäß und Oberschenkel

Wer wünscht sich nicht einen knackigen Po? Dass die Muskeln rund um die Hüfte nicht nur gut aussehen, sondern auch ihre Funktionen erfüllen sollen, versteht sich von selbst. Das Hüftgelenk ist nach dem Schultergelenk das beweglichste Gelenk unseres Körpers. Wir können das Bein nach vorne und hinten führen, abspreizen und heranführen sowie nach innen und außen rotieren. Dafür sind die Hüft-, Gesäß- und Beinmuskeln zuständig.

Beckenstellung

Die Muskeln, die von vorn oder hinten über das Hüftgelenk ziehen, beeinflussen das Gelenk zudem in der Beckenstellung. Spannen Sie die Hüftbeugemuskeln (M. iliopsoas, M. rectus femoris), dann wird das Becken aus der Neutralposition nach vorn gekippt. Im unteren Rücken entsteht aus der normalen Lendenlordose ein Hohlkreuz. Spanne ich im Gegenzug das Gesäß (M. glutaeus maximus) und die Muskeln der Oberschenkelrückseite (Ischiocrurale Muskelgruppe) an, wird das Becken wieder in die Neutralposition und bei stärkerer Spannung in die Beckenaufrichtung gezogen. Der untere Rücken flacht ab.

Durch die Beckenbewegung wird direkter Einfluss auf die Wirbelsäulenhaltung im Lendenwirbelsäulenbereich genommen. Dies muss bei allen Übungen für die Muskeln unterhalb des Bauches bedacht werden.

Den Muskeln, die die Aufrichtung oder Kippung des Beckens hervorrufen, kommt zudem die wichtige Aufgabe der Beckenstabilisation zu, die den Funktionszustand der Wirbelsäule beeinflusst.

Verkürzter Hüftbeuger

Wenn nun ein Muskel stärker arbeitet als der andere (= muskuläre Dysbalance), kommt es zu einer Fehlhaltung. Unsere Sitzgesellschaft ist Schuld, dass der Hüftbeugemuskel (M. iliopsoas) aufgrund der Dauersitzbelastungen häufig verkürzt ist, was aber nicht heißt, dass er kräftig ist. Das Gesäß hängt oft und die Muskeln der Oberschenkelrückseite sind kräftemäßig der Oberschenkelvorderseite unterlegen.
Tendenziell sollte deshalb Ihr Trainingsschwerpunkt im Bereich Hüfte, Gesäß, Oberschenkel auf der Körperrückseite liegen. Führen Sie zum Beispiel zwei Übungen für die schwächeren rückwärtigen und nur eine Übung für die stärkeren vorderseitigen Muskeln aus.

Beckenschiefstand

Anatomische Fehlstellungen (Skoliose) und Entwicklungen (ungleiche Beinlänge) können der Grund für weitere Funktionsstörungen des Körpers sein. Die Auswirkungen können Hüft- und Rückenschmerzen, Wirbelsäulenfehlhaltungen (muskuläre Skoliose) und sogar Kopfschmerzen oder im schlimmsten Fall Migräneanfälle sein. Wenn Sie wissen, dass Ihr Schiefstand durch eine Beinlängenveränderung hervorgerufen wird, dann tragen Sie hoffentlich eine Einlage im Schuh des kürzeren Beines. Stellen Sie sich ggf. auf der kürzeren Seite entsprechend Ihres Schiefstandes (in der Regel millimeterweise) erhöht auf Zeitungsblätter.

Knieschäden und -verletzungen

Ob Arthrose, Meniskuseinrisse oder Bandverletzungen, durch das Training der Muskeln rund um das Kniegelenk können Schmerzen gesenkt und Bewegungseinschränkungen verbessert oder sogar behoben werden. Die zentrale Übung ist die Kniebeuge (Übung 50, Seite 96), die Sie vereinfachen können, um die Belastung der Strukturen gering zu halten.

Orangenhaut ade?

Hier gilt das Gleiche wie beim Bauchmuskeltraining. Die Cellulite an Oberschenkeln werden Sie nur in Kombination mit Ausdauertraining reduzieren.

Übung 38: Knieheben gegen das Band *

Ausgangsposition: hüftbreiter Stand
Bandfixierung (1,5-m-Band): Wickeln Sie die Bandenden um die Hände. Die Arme sind gestreckt, leicht nach vorn außen gehalten. Handhaltung im Obergriff.

Übungsausführung

1 Heben Sie im Wechsel die Knie. Die Oberschenkel berühren in der Aufwärtsbewegung das Band breitflächig und mittig. Dabei wird es auseinander gezogen und es entsteht ein Widerstand.

Variationen

- Diese Übung ist auch im Sitzen oder Liegen ausführbar.
- Als Ausführungsvariante: Knie heben, Bein strecken nach vorne, Bein beugen, Bein senken. Die Bandspannung erfolgt aber nur bei der Kniehebebewegung.

Variation für Fortgeschrittene

- Stellen (Stabilitätstrainer, Therapiekreisel) oder setzen (Pezziball) Sie sich auf eine instabile Unterlage.

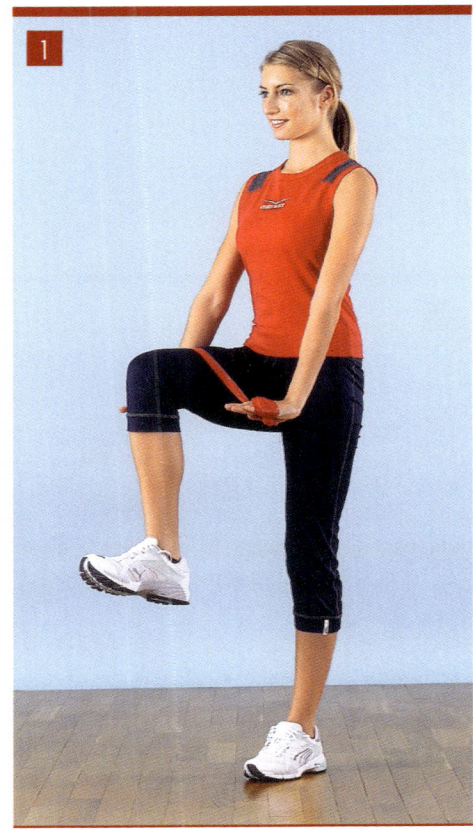

Übung 39: Knieheben zur Seite ✶

Ausgangsposition: hüftbreiter bis weiter Stand
Bandfixierung (1,5-m-Band): Knoten Sie die Bandenden zusammen, sodass eine Schlaufe entsteht. Steigen Sie mit beiden Füßen in das Band, das bei hüftbreitem Stand leicht unter Spannung stehen sollte. Das Band liegt oberhalb der Fußgelenke.

Übungsausführung

1 Heben Sie die Knie im Wechsel seitlich bis auf Hüfthöhe an. Bewegen Sie sich dabei rhythmisch nach rechts und links. Arme sind in der Taille eingestützt oder schwingen locker mit.

Variationen

- Knieheben nach vorne.
- Nutzen Sie die Ausführungsvarianten.

Variationen für Fortgeschrittene

- Stellen Sie sich auf eine instabile Unterlage.
- Mögliche andere Ausgangspositionen: Sitz, Rückenlage, Seitlage.

Übung 40: Hüftaußenrotation ✶

Ausgangsposition: Sitz
Bandfixierung (2,5-m-Band): Stellen Sie beide Füße hüftbreit auf das Band. Kreuzen Sie das Band vor den Unterschenkeln und führen Sie das Band von innen nach außen an die Oberschenkel. Kreuzen Sie das Band erneut und wickeln Sie die Enden um die Hände, die Sie im Neutralgriff neben den Oberschenkeln halten. Halten Sie die Knie eng zusammen. Das Band sollte in dieser X-Beinposition unter leichter Spannung stehen.

Übungsausführung

2 Öffnen Sie die Knie nach außen und drehen Sie die Füße auswärts.

Variation

- Setzen Sie sich auf den Boden. Knoten Sie ein kurzes Band (1,5 m) eng und legen Sie das Band um die Oberschenkel, Knie nah. Stellen Sie die Fußsohlen auf und öffnen Sie die Knie nach außen. Stützen Sie sich mit den Händen hinter dem Körper ab.

Variation für Fortgeschrittene

- Als Weiterführung können Sie das Gesäß von der Unterlage lösen und in der kleinen Kniebeugeposition die Arme bei nach oben zeigenden Handflächen nach außen öffnen.

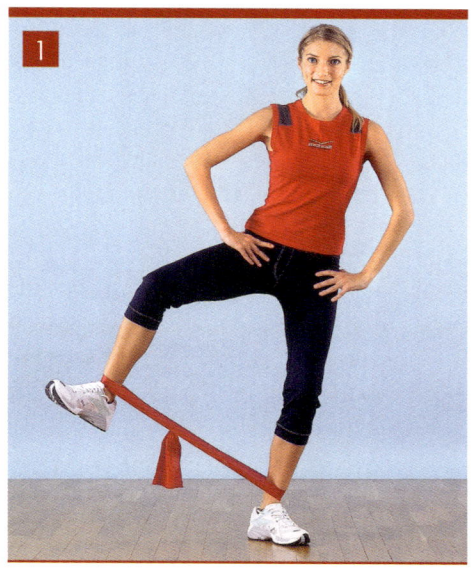

Übung 41: Hüftstrecken (Hip Extension) *

Ausgangsposition: Einbeinstand
Bandfixierung (1,5-m-Band, 2,5-m-Band und Türanker): Knoten Sie die Enden eines kurzen Bandes zusammen. Steigen Sie mit beiden Füßen in die Schlaufe ein. Das Band liegt oberhalb der Fußgelenke. Halten Sie das Standbein leicht gebeugt. Beugen Sie den Oberkörper aus der Hüfte leicht nach vorne. Spannen Sie die Bauch- und Rückenmuskeln an. Halten Sie sich ggf. an einer Stuhlrückenlehne fest, um das Gleichgewicht zu halten.

Übungsausführung

3 Führen Sie das gestreckte Bein aus der Hüfte nach hinten oben, maximal in die Verlängerung des Oberkörpers. Halten Sie den Bauchnabel zur Wirbelsäule gezogen.

Variationen

- Sie können ein langes Band auch mit dem Türanker unten im Türrahmen fixieren. Knoten Sie die Enden zusammen und legen Sie das Band oberhalb des Fußgelenks um das Spielbein. Oder verwenden Sie eine Thera-Band®-Fußgelenksmanschette.
- Als Partnerübung mit einem Band für beide: Die Partner schauen einander an und halten sich an den Händen. Jeder hält einen Fuß in der Schlaufe. Die Beine werden gleichzeitig jeweils aus der Hüfte nach hinten geführt.
- Sie können die Übung auch im Unterarmstütz oder in Bauchlage auf einem Step ausführen.

Variation für Fortgeschrittene

- Stellen Sie sich mit dem Standbein auf eine instabile Unterlage (z. B. Stabilitätstrainer).

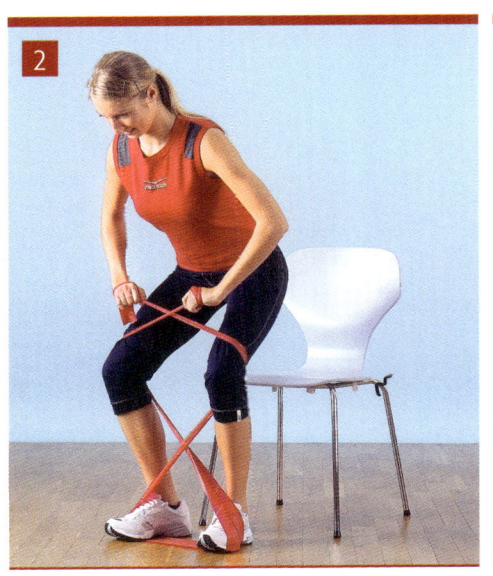
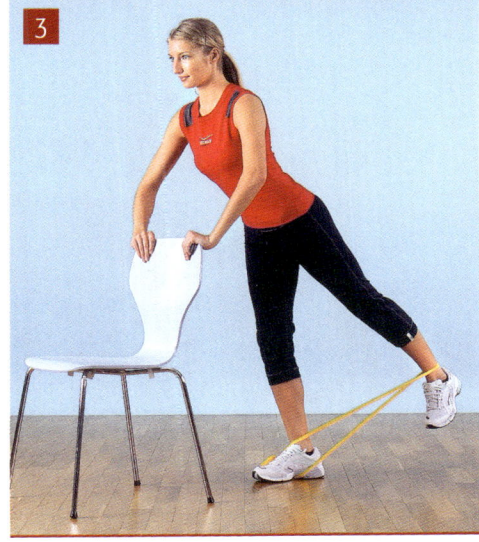

Übung 42: Beinstoß *

Ausgangsposition: Unterarmstütz
Bandfixierung (1,5-m-Band): Setzen Sie sich zur Bandfixierung auf den Boden. Knoten Sie die Enden eines kurzen Bandes zusammen. Steigen Sie mit beiden Füßen in die Schlaufe ein. Drehen Sie sich in den Unterarmstütz. Legen Sie das Band breitflächig um die Fußsohle des Spielbeines und fixieren Sie es mit Fuß oder dem Knie des stützenden Beines am Boden. Halten Sie das Spielbein im 90°-Winkel, Fußspitze angezogen.

Übungsausführung

1 Schieben Sie die Ferse Richtung Decke. Halten Sie den Kniewinkel ein. Die Bewegung kommt nur aus dem Hüftgelenk. Die Rumpfmuskeln sind unter ständiger Spannung, um die neutrale Wirbelsäulenposition zu halten.

Variation
- Führen Sie die Übung im Stand aus. Beschreibung wie bei Übung 41 (Seite 85). Das Bein wird die gesamte Übungsdauer im 90°-Winkel gehalten.

Variationen für Fortgeschrittene
- Legen Sie unter das Knie eine instabile Unterlage (Stabilitätstrainer). Bei der Variante im Stehen stellen Sie sich auf eine instabile Unterlage.
- Führen Sie die Übung in Bauchlage auf einem Pezziball aus.

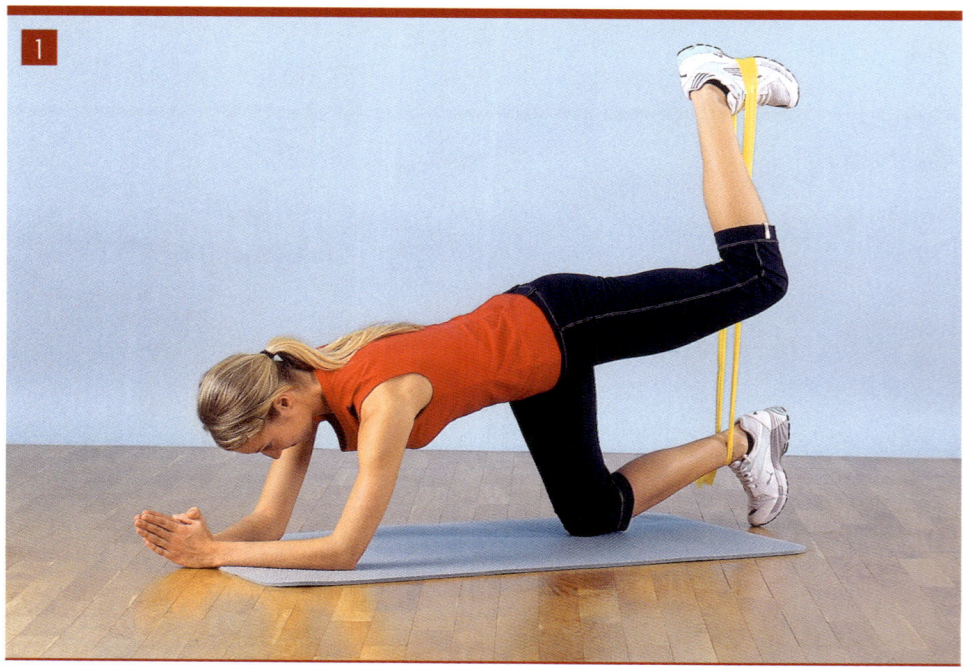

Übung 43: Beckenheben einbeinig **

Ausgangsposition: Rückenlage mit angestellten Beinen Kniewinkel ca. 90°, Hüftwinkel ca. 120°, Fußspitzen herangezogen

Bandfixierung (1,5-m-Band): Setzen Sie sich zur Bandfixierung auf den Boden. Legen Sie das Band breitflächig auf beide Unterschenkel. Wickeln Sie die Enden um die Hände. Rollen Sie den Oberkörper nach hinten ab. Nehmen Sie dabei ein Bein mit, sodass Hüft- und Kniewinkel jeweils 90° ergeben. Der Bandzug läuft nur noch über den Unterschenkel des angehobenen Beines. Die Hände fixieren das Band seitlich neben dem Körper, die Handflächen zeigen nach oben.

Übungsausführung

2 Heben Sie das Becken vom Boden ab. Schieben Sie den Bauch Richtung Decke, bis der Oberschenkel des stabilisierenden Beines ungefähr in einer Linie mit dem Oberkörper steht. Halten Sie die Rumpfmuskeln unter Spannung. Legen Sie den Rücken wieder ab. Führen Sie Ihren Übungssatz aus und wechseln Sie dann auf die andere Seite.

Variationen

- Machen Sie es sich einfacher, indem Sie beide Füße aufgestellt halten. Der Bandzug ist breitflächig über beiden Oberschenkeln. Fixierung des Bandes mit den Händen am Boden wie gehabt.
- Nehmen Sie unterschiedliche Kniewinkel ein.

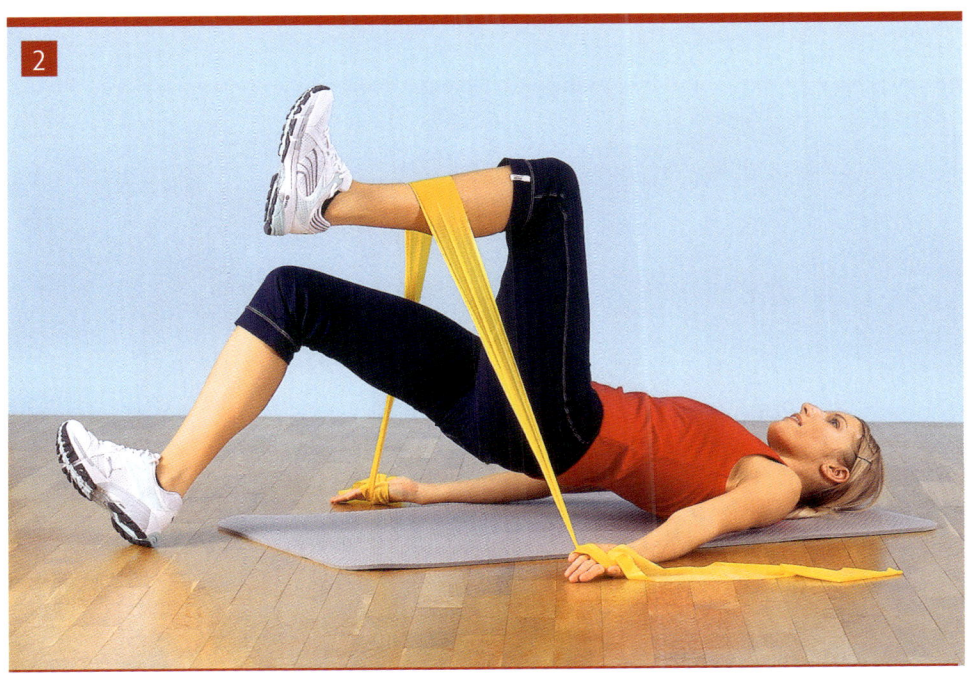

Übung 44: Beinabduktion, Sitz ∗

Ausgangsposition: Sitz
Bandfixierung (1,5-m-Band): Schlingen Sie das Band um die Oberschenkel und knoten Sie das Band so zusammen, dass es bei geschlossenen Beinen leicht unter Spannung steht. Ein Fuß bleibt am Boden aufgestellt. Heben Sie den anderen Fuß wenige Zentimeter vom Boden ab. Halten Sie sich ggf. mit beiden Händen seitlich am Stuhl fest.

Übungsausführung

1 Spreizen Sie das angehobene Bein ca. 45° nach außen ab. Führen Sie das Bein zurück in die Ausgangsposition. Führen Sie Ihren Übungssatz aus. Wechseln Sie dann zur anderen Seite.

Variationen

- Führen Sie die Übung sitzend auf dem Boden aus. Das Spielbein ist gestreckt. Das fixierte Bein ist bei aufgestellter Ferse und herangezogenem Fuß leicht gebeugt. Zwei Bandfixierungsmöglichkeiten stehen Ihnen zur Verfügung:
1. Binden Sie ein kurzes Band zu einer engen Schlaufe und fixieren Sie es oberhalb der Fußgelenke.
2. Fixieren Sie ein langes Band mit dem Türanker unten im Türrahmen. Knoten Sie die Enden zusammen. Sitzen Sie seitlich zum Türrahmen. Legen Sie das Band oberhalb des Fußgelenks um das türferne Bein.

Als alternative Fixierung können Sie jeweils eine Thera-Band®-Fußgelenksmanschette verwenden.

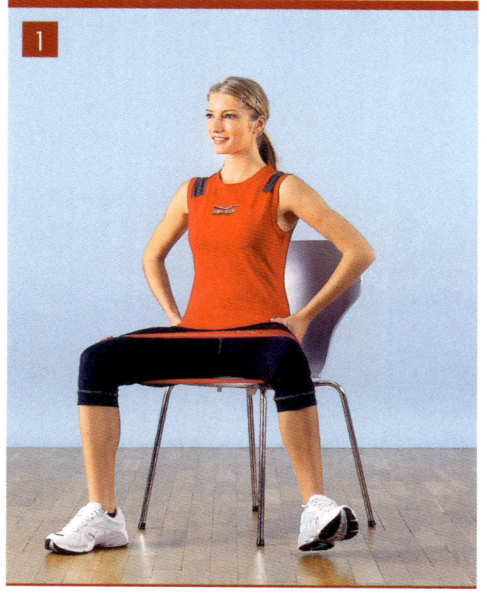
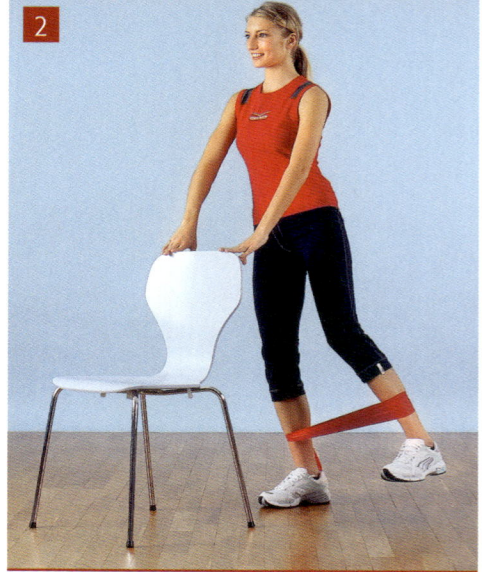

Übung 45: Beinabduktion, Stand *

Für die Abspreizbewegung des Beines sind die Abduktorenmuskeln zuständig. Drei kleine Muskeln (M. tensor fasciae latae, M. gluteus medius und minimus), die seitlich und hinten im Hüft-Gesäß-Bereich liegen. Sie werden vom großen Gesäßmuskel (M. gluteus maximus) unterstützt. Die Stabilisation des Standbeines übernimmt die gesamte Bein- und Hüftmuskulatur.

Ausgangsposition: Einbeinstand
Bandfixierung (1,5 m/2,5-m-Band, Türanker): Binden Sie ein kurzes Band zur Schlaufe und steigen Sie mit beiden Beinen ein. Stellen Sie sich mit dem Standbein auf das Band. Am Spielbein ist das Band oberhalb des Fußgelenks fixiert. Verlagern Sie das Gewicht auf das Spielbein.

Übungsausführung
2 Spreizen Sie das fast gestreckte Spielbein aus der Hüfte nach diagonal hinten ab. Halten Sie sich ggf. an einem Stuhlrücken fest, um die Balance zu halten. Wechseln Sie anschließend die Seite, um das andere Bein zu trainieren.

Variationen
- Fixieren Sie ein langes Band mit dem Türanker unten im Türrahmen. Enden zusammenknoten. Stehen Sie seitlich zur Tür. Das Band liegt oberhalb des Fußgelenks um das türferne Bein. Die Bandführung ist hinter dem Rücken. Alternative Fixierung: Verwenden Sie eine Thera-Band®-Fußgelenksmanschette.
- Als Partnerübung mit einem Band für beide: Die Partner stehen nebeneinander und halten sich an den Schultern fest. Jeder hält den äußeren Fuß in einer Schlaufe. Die Beine werden gleichzeitig jeweils aus der Hüfte nach außen geführt.

Variationen für Fortgeschrittene
- Führen Sie die Übung ohne sich an einem Stuhl festzuhalten aus.
- Stellen Sie sich mit dem Standbein auf eine instabile Unterlage (z. B. Stabilitätstrainer).

Variation: Beinabduktion in Seitlage *

Ausgangsposition: Seitlage
Bandfixierung (1,5-m-Band): Binden Sie im Sitzen ein kurzes Band zur Schlaufe und steigen Sie mit beiden Beinen ein. Fixieren Sie das Band breitflächig oberhalb der Knie an den Oberschenkeln. Legen Sie sich in Seitlage, Kopf auf dem ausgestreckten Arm abgelegt. Beide Beine leicht gebeugt.

Übungsausführung
3 Spreizen Sie das leicht gebeugte obere Bein aus der Hüfte nach oben ab. Die obere Hand ist zur Fixierung vor dem Körper abgestützt.

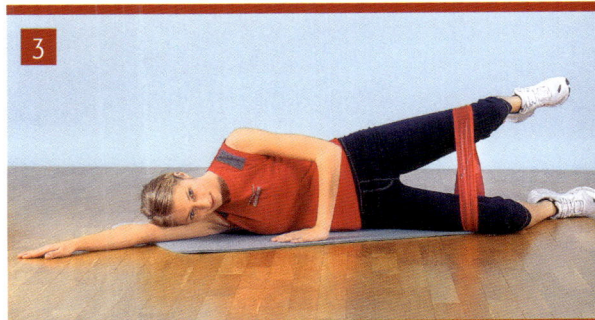

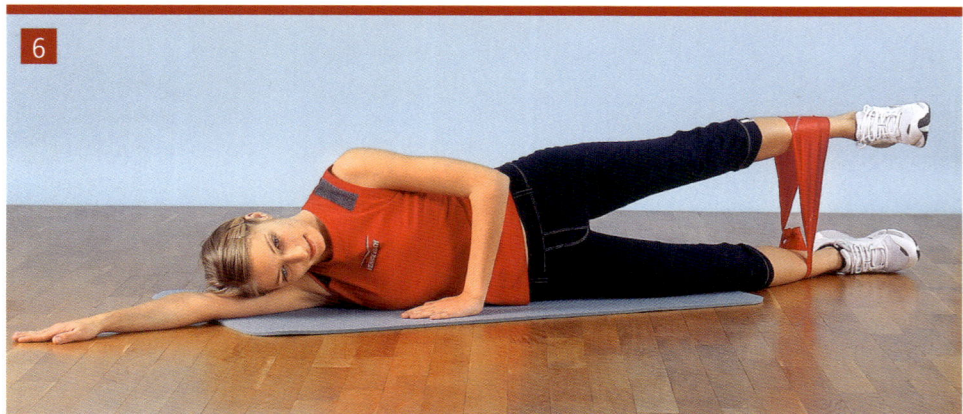

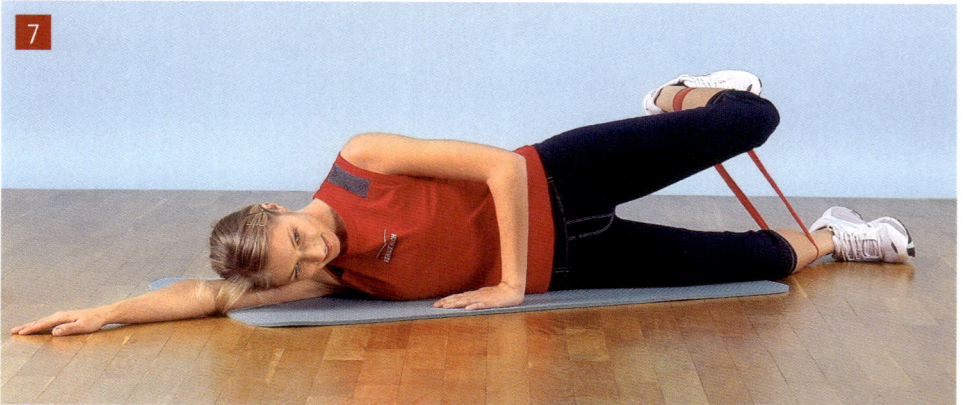

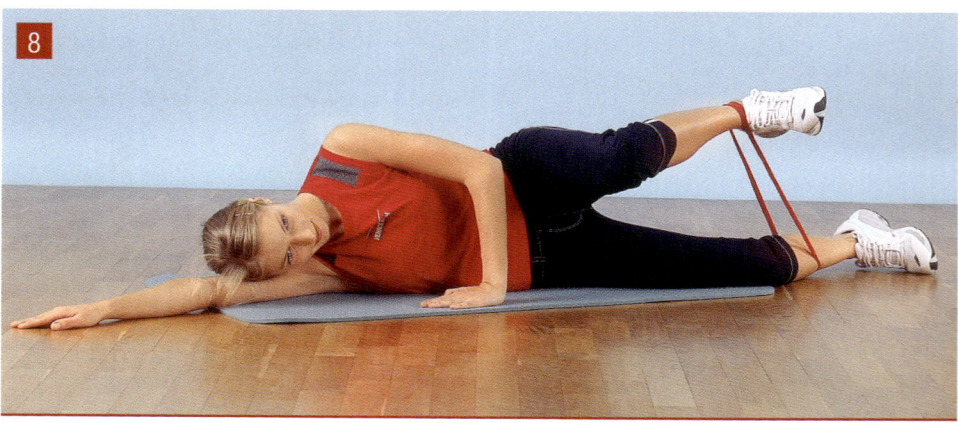

Variation: Beinabduktion in Seitlage mit Leg Curl und Knee Lift **

Übungsausführung

6–8 Variieren Sie die Übung 45 Beinabduktion, Stand in der Seitlage (Bild S. 90 oben) mit einer Beinbeugebewegung in der Abspreizung (Bild Mitte) und einer Kniehebebewegung in der Heranführung (Bild unten) des Beines. Der Bewegungsrhythmus bei dieser Übung ist dann folgendermaßen: langsam abspreizen, Bein beugen und strecken, langsam Bein senken, Knie heben und Bein strecken.

Übung 46: Step Touch mit Side Leg Lift in der Fortbewegung *

Ausgangsposition: hüftbreiter Stand
Bandfixierung (1,5-m-Band): Binden Sie ein kurzes Band zur Schlaufe und legen Sie es oberhalb der Fußgelenke um die Beine. In hüftbreiter Position sollte das Band leicht unter Spannung stehen.

Übungsausführung

9 Führen Sie im Wechsel einen großen Schritt nach rechts und links aus (= Step Touch). Führen Sie die Beine immer nur hüftbreit zusammen, damit das Band unter Spannung bleibt.

Variation

- Bewegen Sie sich mit dem Step Touch durch den Raum, kreuz und quer, vor und zurück.

Variationen für Fortgeschrittene

- Schieben Sie das linke Bein in der Seitwärtsbewegung nach rechts zur Seite, sodass die linke Fußspitze nach außen hinten auf dem Boden aufsetzt. Nach links Step Touch. Wiederholen Sie mehrmals. Wechseln Sie die Bewegung zur anderen Seite.
- Spreizen Sie das linke Bein in der Seitwärtsbewegung nach rechts zur Seite ab, sodass sich der Fuß leicht vom Boden löst. Halten Sie den Oberkörper aufrecht. Nach links Step Touch. Wiederholen Sie mehrmals. Wechseln Sie die Bewegung zur anderen Seite.

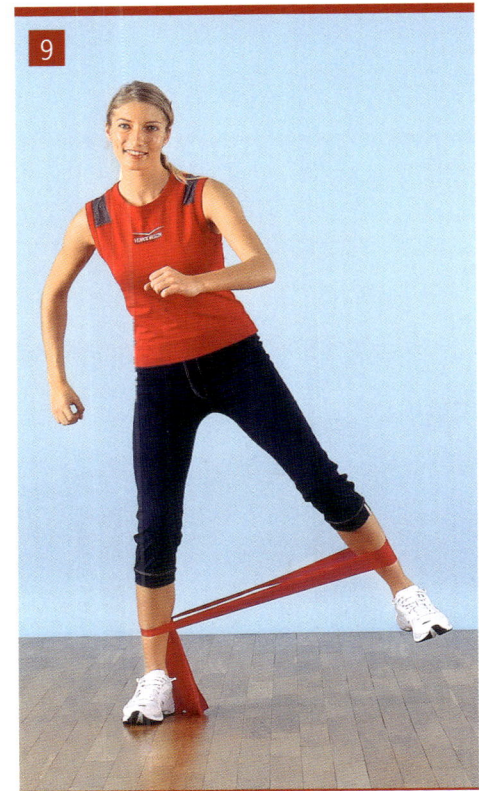

Übung 47: Beinadduktion *

Die Heranführung des Beines übernehmen die Adduktorenmuskeln, die die Beininnenseite umspannen. Dazu gehören kurze, hüftnahe (M. pectineus) sowie mittellange und lange Muskeln, die bis über das Kniegelenk ziehen (M. gracilis). Die Stabilisation des Standbeines übernimmt die gesamte Beinmuskulatur.

Ausgangsposition: Einbeinstand
Bandfixierung (1,5-m-Band oder 2,5-m-Band, Türanker): Binden Sie ein kurzes Band zur Schlaufe und steigen Sie mit beiden Beinen ein. Stellen Sie sich mit dem Standbein auf das Band. Am Spielbein ist das Band oberhalb des Fußgelenks fixiert.

Übungsausführung
1 Kreuzen Sie das gestreckte Spielbein aus der Hüfte vor dem Körper zur Gegenseite. Halten Sie sich ggf. an einem Stuhlrücken fest, um die Balance zu halten.

Variationen
- Fixieren Sie ein langes Band mit dem Türanker unten im Türrahmen. Enden zusammenknoten. Stehen Sie seitlich zur Tür. Das Band liegt oberhalb des Fußgelenks um das türnahe Bein. Die Bandführung ist vor dem Körper. Alternative Fixierung: Verwenden Sie eine Thera-Band®-Fußgelenkmanschette.
- Als Partnerübung mit einem Band für beide: Die Partner stehen nebeneinander und halten sich an den Schultern fest. Jeder hält den inneren Fuß in der Schlaufe. Die Beine werden gleichzeitig jeweils aus der Hüfte vor dem eigenen Körper gekreuzt.
- Die Übung ist auch sitzend oder in Seitlage durchführbar.

Variationen für Fortgeschrittene
- Führen Sie die Übung ohne sich an einem Stuhl festzuhalten aus.
- Stellen Sie sich mit dem Standbein auf eine instabile Unterlage.

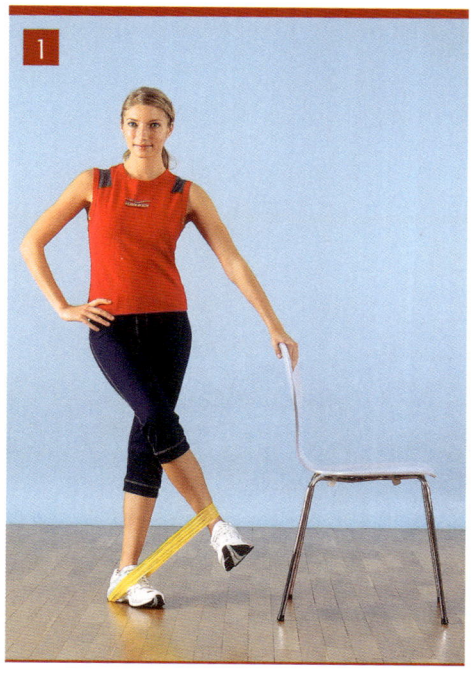

Übung 48: Beinbeugen (Leg Curl) *

Mit dieser Übung beanspruchen Sie die Beinbeugemuskeln an der Oberschenkelrückseite, auch ischiocrurale Muskelgruppe (M. biceps femoris, M. semitendinosus, M. semimembra-

ÜBUNGEN FÜR HÜFTE, GESÄSS UND OBERSCHENKEL

nosus) genannt. Der Zwillingswadenmuskel (M. gastrocnemius) hilft dabei.

Ausgangsposition: Einbeinstand
Bandfixierung (1,5-m-Band): Binden Sie ein kurzes Band zur Schlaufe und steigen Sie mit beiden Beinen ein. Stellen Sie sich mit dem Standbein auf das Band. Am Spielbein ist das Band um die Fußsohle gelegt. Beugen Sie das Spielbein leicht an. Halten Sie Oberschenkel und Knie eng zusammen.

Übungsausführung

2 Beugen und strecken Sie das Spielbein aus dem Kniegelenk. Nur der Unterschenkel bewegt sich. Halten Sie sich ggf. an einem Stuhl fest.

Variation: Leg Curl sitzend *

Ausgansposition sitzend (Stuhl oder Step)
Bandfixierung (1,5-m-Band): Binden Sie ein kurzes Band zu einer engen Schlaufe. Legen Sie das Band um die Fußsohle des fixierten Beines. Kreuzen Sie das Band und legen Sie es um das Fußgelenk des Spielbeines. Stellen Sie die Ferse des fixierten Beines bei leichter Beinbeugung auf. Heben Sie das Spielbein gebeugt vom Boden ab.

Übungsausführung

3 Beugen und strecken Sie das Spielbein aus dem Kniegelenk. Nur der Unterschenkel bewegt sich. Halten Sie sich seitlich an der Sitzfläche fest, um die Balance zu halten.

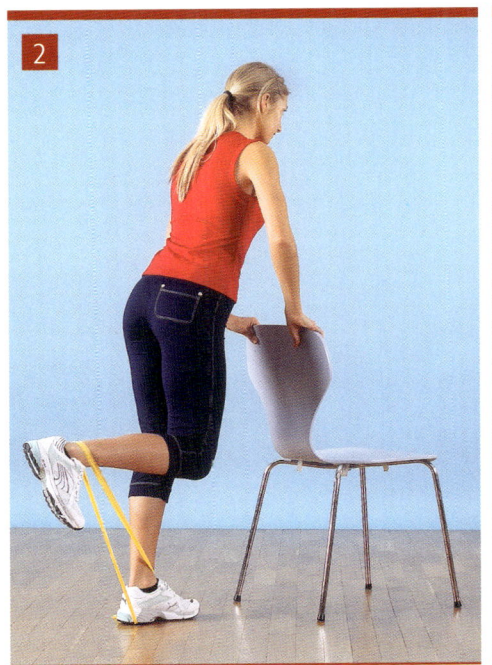
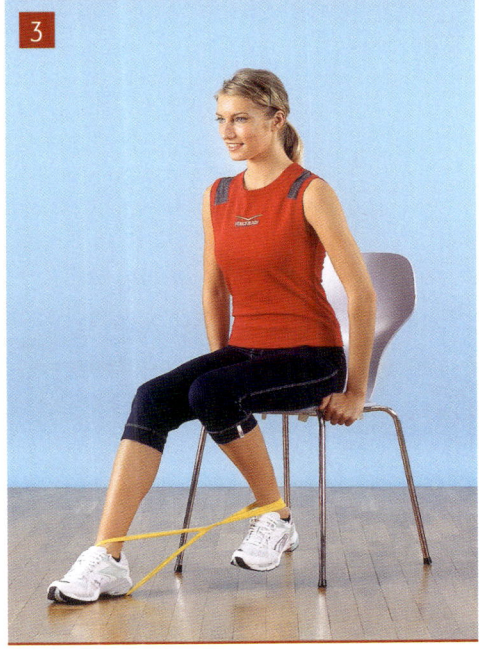

Variationen

- Bei der Beinbeuge im Stehen fixieren Sie ein langes Band mit dem Türanker zusammen unten im Türrahmen. Knoten Sie die Enden zusammen. Blicken Sie zur Tür. Fixierung und Ausführung wie oben. Alternative Fixierung: Verwenden Sie eine Fußgelenkmanschette.
- Den Leg Curl sitzend können Sie auch in Rückenlage ausführen. Zu der Beugung im Knie wird das Bein auch aus der Hüfte herangezogen.

Variationen für Fortgeschrittene

- Den Leg Curl sitzend können Sie auch auf einer instabilen Unterlage (z.B. Pezziball) ausführen.
- Bei der stehenden Ausführung können Sie variieren, indem Sie sich nicht an einem Stuhl festhalten oder sich mit dem Standbein auf eine instabile Unterlage (z.B. Stabilitätstrainer) stellen.

Variation: Leg Curl im Unterarmstütz *

Ausgangsposition: Sitz
Bandfixierung (1,5-m-Band) Binden Sie ein kurzes Band zu einer Schlaufe. Legen Sie das Band im Sitzen um beide Füße, Verlauf über die Sohlen. Drehen Sie sich in den Unterarmstütz. Führen Sie das Spielbein gestreckt auf Gesäßhöhe.

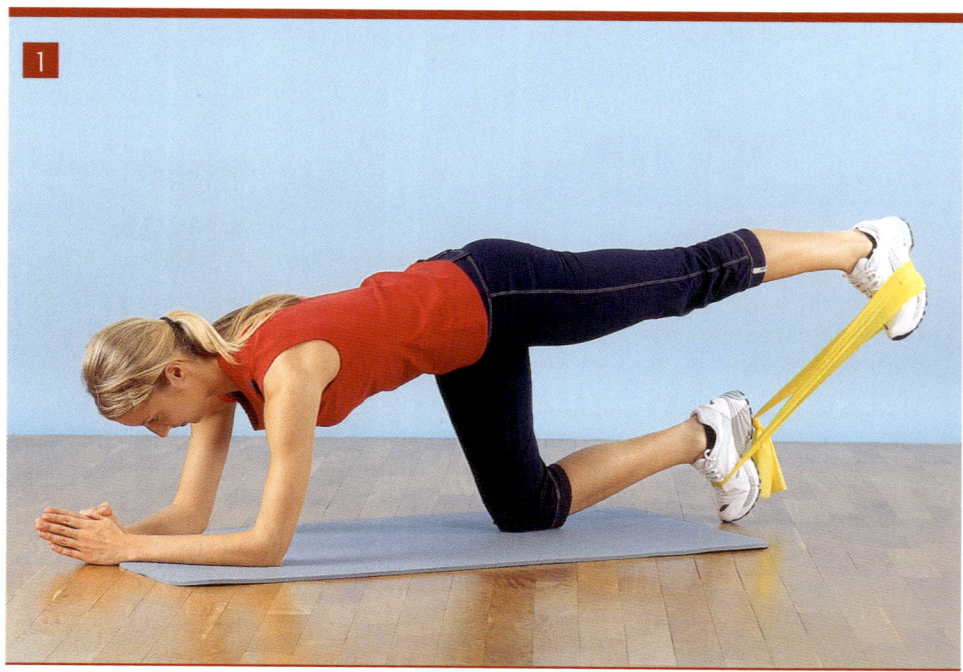

Übungsausführung

1 Beugen und strecken Sie das Spielbein aus dem Kniegelenk. Nur der Unterschenkel bewegt sich.
Hinweis: Der Bandzug ist optimal, wenn Sie mit Türankerbefestigung aus der Gegenrichtung arbeiten.

Variation

- Die Übung ist auch in Bauchlage durchführbar. Achten Sie dabei besonders auf die Grundspannung.

Übung 49: Beinstrecken (Leg Extension) *

Bei dieser Übung trainieren Sie relativ isoliert Ihre Oberschenkelvorderseite (M. quadriceps femoris).

Ausgangsposition: Sitz
Bandfixierung (1,5-m-Band): Binden Sie ein kurzes Band zur Schlaufe und steigen Sie mit beiden Beinen ein. Stellen Sie sich mit dem Standbein auf das Band. Am Spielbein ist das Band oberhalb des Fußgelenks fixiert. Heben Sie das Bein durch eine leichte Hüftbeugung vom Boden. Der Unterschenkel hängt nach unten.

Übungsausführung

2 Strecken Sie das angehobene Bein aus dem Kniegelenk nach vorne. Beugen Sie es in die Ausgangsposition zurück.

Variationen

- Führen Sie die Übung im Stehen aus. Wenn Sie anfangen zu trainieren, können Sie sich z. B. an einer Stuhllehne festhalten. Wenn Sie geübter sind, halten Sie sich nicht mehr fest.
- Nutzen Sie die Ausführungsvarianten (ab Seite 26).

HINWEIS

Wenn Sie die Spannung zu stark im Hüftbeuger spüren, dann kontrollieren Sie Ihre Sitzposition. Je weiter die Oberschenkelrückseite auf der Sitzfläche aufliegt, umso weniger muss die Hüftbeugemuskulatur das Bein halten.

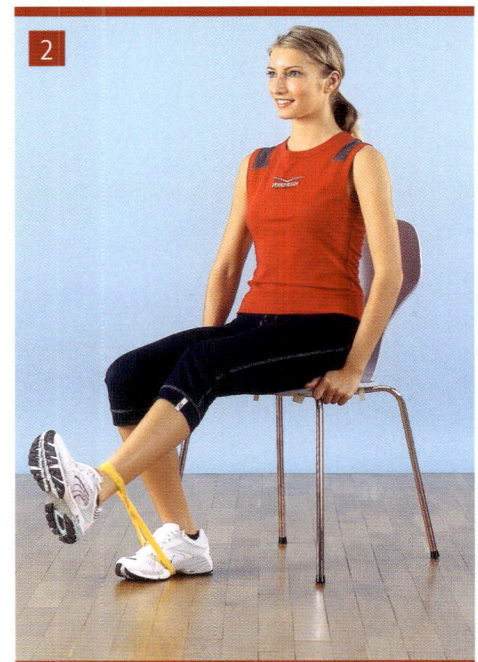

- Diese Übung ist auch in Rückenlage möglich. Gegebenenfalls können Sie sich auf den Unterarmen abstützen.

Variationen für Fortgeschrittene
- Setzen Sie sich auf eine instabile Unterlage (Pezziball).
- Stellen Sie sich auf eine instabile Unterlage (nutzen Sie dazu z. B. Stabilitätstrainer, Kippbrett, Therapiekreisel). Versuchen Sie, ohne sich festzuhalten, das Gleichgewicht während der gesamten Übung zu halten.

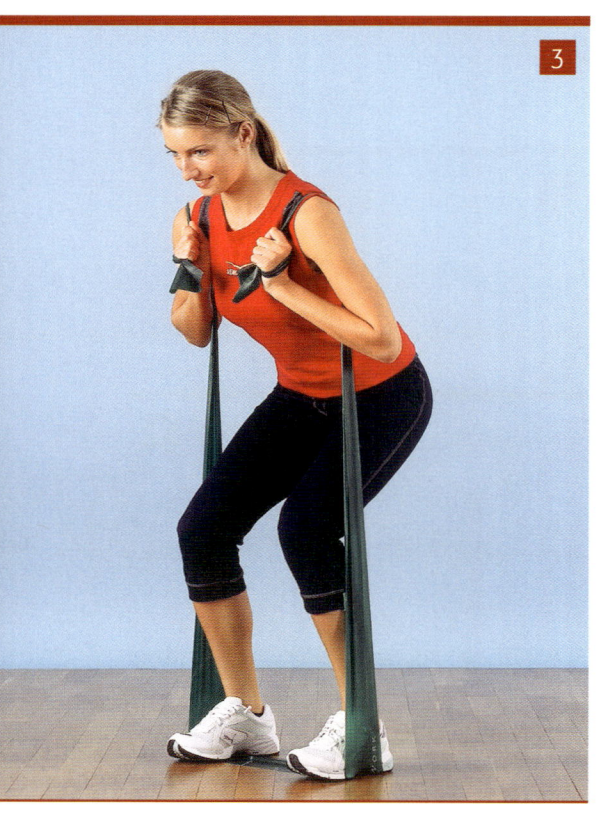

Übung 50: Kniebeuge (Squat) *

Ausgangsposition: hüftbreiter Stand
Bandfixierung (2,5-m-Band, ggf. 2 Griffe): Stellen Sie sich mittig auf das Band. Ziehen Sie die Enden von hinten über die Schultern und fixieren Sie die Bandenden mit beiden Händen vor der Brust. Der aufrechte Stand ist die Endposition. Das Band muss in dieser Position unter starker Spannung stehen. Angenehmer ist die Bandfixierung mit zwei Griffen.

Übungsausführung
3 Beugen und strecken Sie die Beine im Wechsel. Schieben Sie bei der Beinbeugebewegung das Gesäß nach hinten, als ob Sie sich auf einen Stuhl absetzen wollen. Die Fersen sind belastet. Der Oberkörper bleibt gerade und wird nur zum Ausgleich der Schwerpunktverlagerung aus der Hüfte leicht nach vorne gebeugt. Die Beine sind in der tiefsten Position maximal 90° gebeugt. Führen Sie die Beinstreckbewegung nach oben kontrolliert aus.

Variationen
- Führen Sie die Übung im weiten Stand aus. Füße zeigen im 45°-Winkel nach außen.
- Nutzen Sie die Ausführungsvarianten (ab Seite 26).

Variationen für Fortgeschrittene
- Führen Sie in der 90°-Position (Abfahrtshocke) kleine wippende Bewegungen aus (Ausführungsvariante: Kontraktion in leicht verkürzter Stellung), bevor Sie wieder in die Ausgangsposition zurückkommen.

HINWEIS

Die Kniebeuge ist die zentrale Übung beim Aufbau nach Knieverletzungen. Machen Sie sich die Übung anfangs einfacher, indem Sie nur Teilbewegungen ausführen, d. h. statt bis zum 90°-Kniewinkel zu beugen, gehen Sie bereits bei 45° wieder zurück in die Ausgangsposition. Achten Sie auf die korrekte Knie-Fuß-Einstellung. Das Knie steht über dem Fußgelenk. Niemals über die Fußspitzen hinausschieben.

- Führen Sie die Kniebeuge einbeinig aus. Nutzen Sie ggf. ein Band mit einem geringeren Widerstand.

Übung 51: Ausfallschritt (Lunge) **

Ausgangsposition: weiter Ausfallschritt
Bandfixierung (2,5-m-Band, ggf. 2 Griffe): Stellen Sie sich mit dem vorderen Fuß mittig auf das Band. Ziehen Sie die Enden von hinten über die Schultern und fixieren Sie die Bandenden mit beiden Händen vor der Brust. Das Band muss in dieser Position unter starker Spannung stehen. Deutlich angenehmer ist die Bandfixierung, wenn Sie zwei Griffe verwenden.

Übungsausführung

4 Beugen und strecken Sie die Beine im Wechsel. Der Oberkörper bleibt aufrecht. Das Gewicht ist auf beiden Beinen gleichmäßig verteilt. Das vordere Knie bleibt während der gesamten Bewegungsausführung über dem Fußgelenk ausgerichtet. Der vordere Fuß ist ganz belastet. Beim hinteren Fuß ist die Belastung auf dem Ballen, die Ferse ist angehoben.

Variation
- Nutzen Sie die Ausführungsvarianten (ab Seite 26).

Variation für Fortgeschrittene
- Stellen Sie sich mit dem vorderen Fuß auf eine instabile Unterlage (z. B. Stabilitätstrainer).

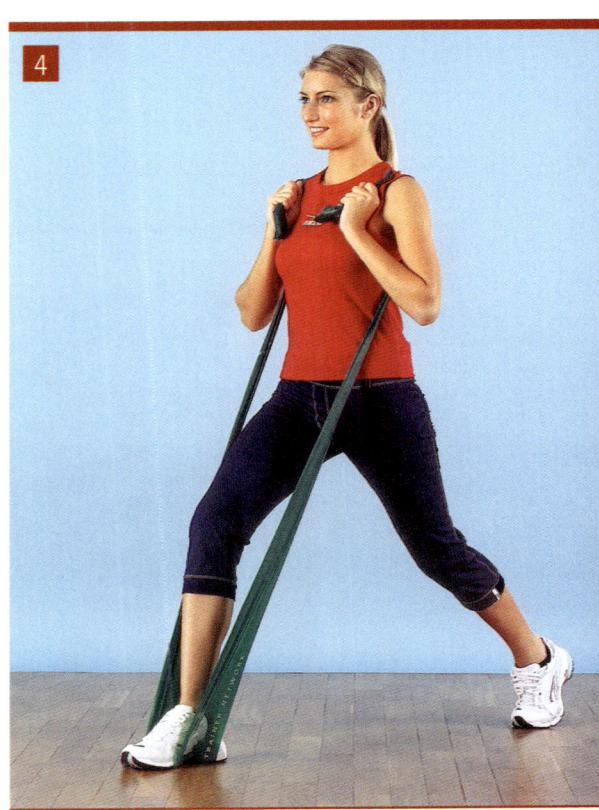

Übung 52: Hüftstrecken *

Ausgangsposition: Kniesitz
Bandfixierung (1,5-m-Band): Setzen Sie sich zur Bandfixierung zunächst auf das Gesäß. Knoten Sie das Band an den Enden zusammen. Steigen Sie mit beiden Beinen ein und legen Sie das Band breitflächig über die Oberschenkel, hüftnah. Kreuzen Sie das Band hinter den Beinen und schlingen Sie das Band von hinten um die Füße. Drehen Sie sich in den Kniesitz.

Übungsausführung
1 Richten Sie sich aus dem Kniesitz auf, bis die Hüfte in der Streckung und die Knie 90° gewinkelt sind. Kommen Sie zurück in den Kniesitz.

Variation
- Nutzen Sie die Ausführungsvarianten.

Übung 53: Schuhplattler **

Ausgangsposition: hüftbreiter Stand
Bandfixierung (1,5-m-Band): Knoten Sie das Band zu einer kleinen Schlaufe. Steigen Sie mit beiden Beinen ein, sodass das Band oberhalb der Fußgelenke fixiert ist.

Übungsausführung
2 Arme sind auf Schulterhöhe seitlich ausgestreckt. Verlagern Sie das Gewicht auf das rechte Bein, dessen Fuß im 45°-Winkel nach außen steht. Führen Sie den rechten Arm vor dem Körper diagonal zur linken Seite. Heben Sie gleichzeitig das linke Bein gebeugt an, indem Sie den linken Fuß zur Körpermitte in Richtung Hand führen und das Knie dabei nach außen bewegen. Wiederholen Sie die Übung auf der anderen Seite.

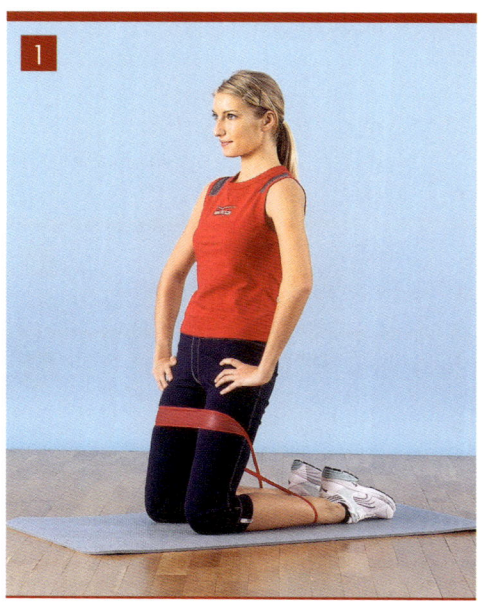
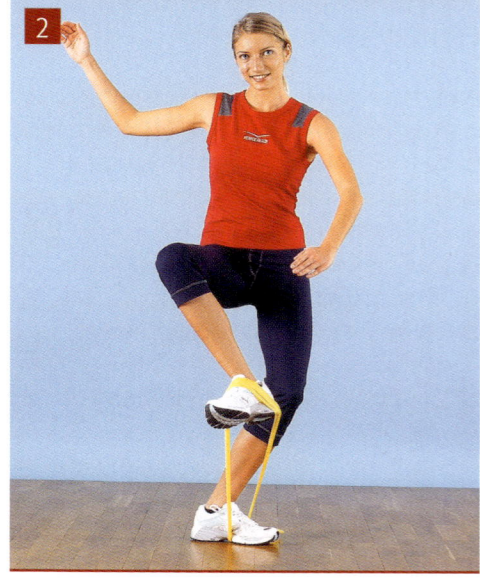

Übungen für die Unterschenkel und Füße

Zeigt her Eure Füße! Leider wird den Fußmuskeln genauso wenig Beachtung geschenkt wie den Handmuskeln. Dabei tragen Sie Ihren Körper wohin Sie wollen, den ganzen Tag. Statische Dauerbelastungen, wie z. B. beim Stehen hinter dem Tresen, überfordern die Muskeln. Beim Dauersitzen werden sie unterfordert. Es entstehen instabile Sprunggelenke mit hoher Gefahr umzuknicken.

Ein Grund mehr, sich die nachfolgenden Tipps und Übungen zu Herzen zu nehmen, sind die statistischen Zahlen über Venenleiden. 50 % der Frauen und 25 % der Männer über 40 leiden unter Besenreißern und Krampfadern. Neben genetischer Vorbelastung entstehen die Probleme durch Inaktivität, Dauersitzen oder Dauerstehen, falsches Schuhwerk und falsche Ernährung. Erste Anzeichen können Juckreiz im Wadenbereich, Spannungsgefühl oder Kribbeln in den Beinen, geschwollene oder schwere Beine sein. Höchste Zeit, etwas dagegen zu tun. Neben der Herz-Kreislauf-Aktivierung helfen folgende Übungen und Maßnahmen zur Aktivierung der Muskelpumpe.

Übungen im Stehen und Gehen
- Balancieren Sie über ein am Boden ausgebreitetes Thera-Band®, vorwärts und rückwärts.
- Bewegen Sie einen Igelball mit einem Fuß um sich herum. Die Noppen stimulieren gleichzeitig die Reflexzonen.

TIPP

Wenn Sie gerne Schuhe mit hohen Absätzen tragen, dann sollten Sie sich für den Weg zur und von der Arbeit bequemere Schuhe anziehen. Verwöhnen Sie Ihre Füße, am besten jeden Abend, mit einer kleinen Fußmassage, davor ein Fußbad. Machen Sie neben den speziellen Kräftigungsübungen Fußgymnastik im Sitzen, Stehen und Gehen, am besten ohne Schuhe.

Übungen im Sitzen
- **Fußwippe:** Von der Ferse auf den Ballen wippen.
- **A-Übung:** Zehen zueinander drehen, Fersen nach außen, mehrmals wiederholen.
- **V-Übung:** Zehen nach außen drehen, Fersen zueinander, mehrmals wiederholen. (Auch mit Thera-Band®-Spannung möglich)
- **Vorfuß heben:** rechts, links und zusammen.
- **Fersen heben:** rechts, links und zusammen.
- **Zehenkrabbeln:** Ziehen Sie Ihre Zehen in Richtung Ferse und wieder entspannen.
- Ein **Thera-Band®** mit den Zehen aufheben.
- **Fußgelenke mobilisieren:** locker machen, kreisen, strecken und beugen.
- Nutzen Sie den **Thera-Band®-FlexBar** zur Fußsohlenmobilisation und Wahrnehmungsverbesserung.

Übung 54: Wadenheben *

Diese Übung beansprucht die gesamte Wadenmuskulatur (M. gastrocnemius, M. soleus). Den Zwillingswadenmuskel (M. gastrocnemius) trainieren Sie im Stand allerdings effektiver.

Ausgangsposition: Sitz
Bandfixierung (1,5-m-Band): Knoten Sie das Band zu einer Schlaufe. Stellen Sie sich mit den Fußballen auf das Band und ziehen Sie es über die Oberschenkel, sodass es breitflächig, knienah liegt. Halten Sie die Beine hüftbreit auseinander.

Übungsausführung
1 Heben und senken Sie die Fersen im Wechsel. Die Ballen halten Bodenkontakt.

Variationen
- Führen Sie die Übung im Stehen aus. Nutzen Sie dazu ein langes Band. Stellen Sie sich mit den Fußballen hüftbreit darauf und ziehen Sie die Enden von hinten über die Schultern nach vorne. Halten Sie die Bandenden auf Brusthöhe mit beiden Händen und führen die Übung dann durch.
- Heben Sie die Fersen im Wechsel oder spannen Sie das Band nur um ein Bein.

Variation für Fortgeschrittene
- Setzen Sie sich auf eine instabile Unterlage (z. B. den Pezziball).

Übung 55: Fußbeugen (Dorsalflexion) *

Ausgangsposition: Sitz (ausgestreckte Beine)
Bandfixierung (1,5- oder 2,5-m-Band, Türanker, ggf. 1 Fußgelenksschlaufe): Fixieren Sie das Band mit dem Türanker unten im Türrahmen. Knoten Sie die Enden zusammen. Legen Sie das Bandende um einen Fußrücken. Blicken

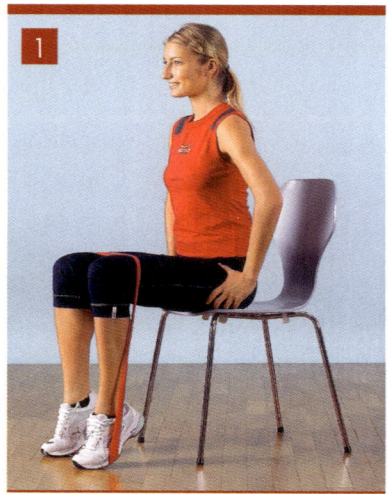
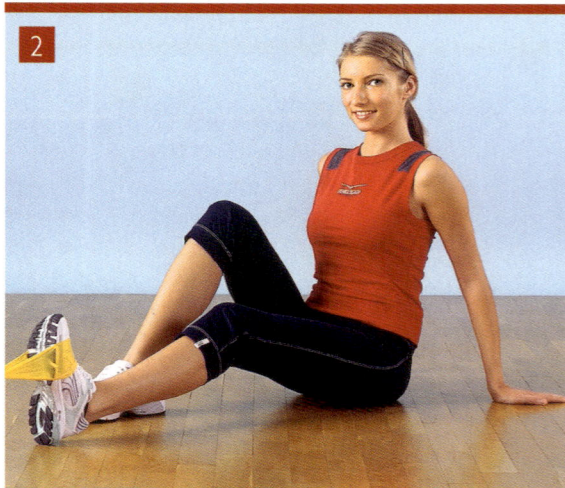

Sie zur Tür. Setzen Sie sich so weit von der Tür weg, bis das Band bei gestrecktem Fuß unter mittlerer Spannung steht.

Übungsausführung

2 Beugen und strecken Sie den Fuß im Wechsel aus dem Fußgelenk.

Variation für Fortgeschrittene

- Kombinieren Sie diese Übung mit Bein- und Hüftbeugen für die Oberschenkel- und Hüftmuskeln.

Übung 56: Fußstrecken (Plantarflexion) *

Bei dieser Übung muss nicht nur die gesamte Wadenmuskulatur (M. gastrocnemius, M. soleus) arbeiten, sondern auch die rückwärtige Oberschenkelmuskulatur (Ischiocrurale Muskelgruppe).

Ausgangsposition: Bauchlage
Bandfixierung (1,5-m-Band): Setzen Sie sich zur Bandfixierung hin. Knoten Sie das Band zu einer kleinen Schlaufe. Legen Sie das Band gekreuzt um die Fußsohlen. Drehen Sie sich in die Bauchlage. Halten Sie einen Fuß mit den Fußspitzen aufgestellt am Boden fixiert. Beugen Sie das andere Bein im Kniegelenk, sodass der Unterschenkel vertikal steht. Die Fußsohle zeigt zur Decke.

Übungsausführung

3 Strecken und beugen Sie den Fuß im Wechsel aus dem Fußgelenk.

Variation für Fortgeschrittene

- Kombinieren Sie diese Übung mit Beinbeugen für die Oberschenkelrückseite. Halten Sie beide Beine dabei gestreckt. Zunächst aus dem Kniegelenk beugen, dann den Fuß wieder strecken. Zurück in die Ausgangsposition.

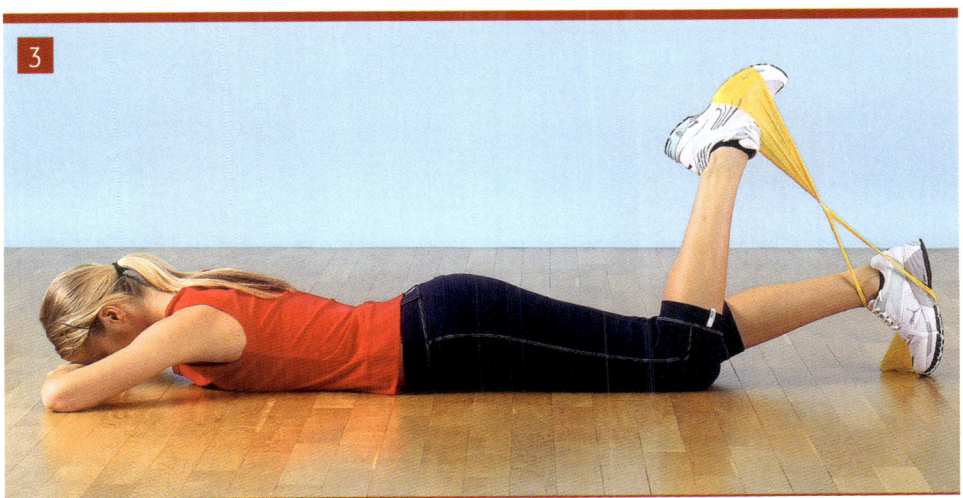

Übung 57: Fußwinken lateral ∗

Ausgangsposition: Sitz (ausgestreckte Beine)
Bandfixierung (1,5-m-Band): Knoten Sie das Band zu einer sehr kleinen Schlaufe. Legen Sie das Band breitflächig, mittig um beide Füße. Die Beine sind hüftbreit nach vorne ausgestreckt. Die Füße sind herangezogen und die Fußsohlen zeigen nach vorne.

Übungsausführung
1 Knicken Sie den rechten Fuß aus dem Fußgelenk zur Seite ab. Links stabil halten, rechts abknicken. Dabei wird die Fußaußenkante leicht zum Körper hin rotiert. Führen Sie die Übung anschließend auf der anderen Seite aus.

Variation
- Kreuzen Sie das Band zwischen den Füßen und führen Sie die Übung aus.

Übung 58: Fußwinken medial ∗

Ausgangsposition: Sitz (ausgestreckte Beine)
Bandfixierung (2,5-m-Band, Türanker, ggf. 1 Fußgelenksschlaufe): Fixieren Sie das Band mit dem Türanker unten im Türrahmen. Knoten Sie die Enden zusammen. Sitzen Sie seitlich zur Tür. Legen Sie das Bandende breitflächig, mittig um den Fuß des türnahen Beines. Setzen Sie sich so weit von der Tür weg, bis das Band bei herangezogenem Fuß unter mittlerer Spannung steht.
Tipp: Angenehmer ist die Bandfixierung mit einer Fußgelenkschlaufe.

Übungsausführung
2 Knicken Sie den Fuß aus dem Fußgelenk nach innen, von der Tür weg, ab. Dabei wird die Fußinnenkante leicht zum Körper hin rotiert.

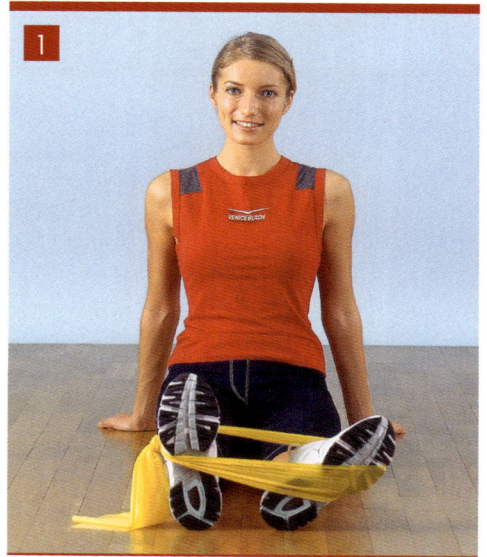

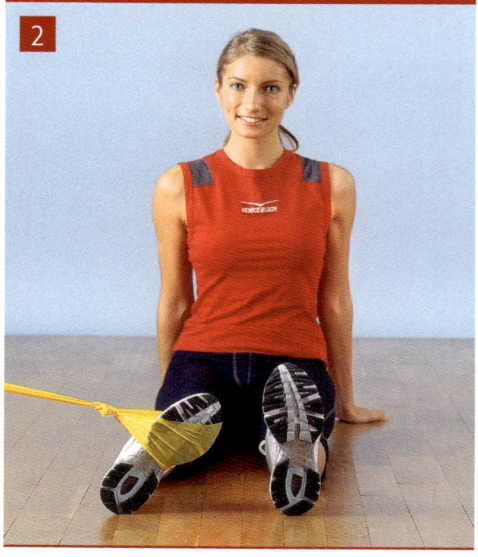

Komplexübungen mit Thera-Band®

Nachdem in den vorangegangenen Kapiteln isolierte eingelenkige und diverse zweigelenkige Übungen beschrieben wurden, sollen in diesem Kapitel weitere Komponenten den Übenden vor neue Herausforderungen stellen. Nachfolgend finden Sie Übungen, die unterschiedliche Anforderungen an die Muskeln und den Übenden stellen. Die Bedeutung komplexer Bewegungsabläufe im Laufe des Trainingsprozesses ist für die Steigerung der Leistungsfähigkeit von besonderer Bedeutung.

Gerade als Fortgeschrittener hat man es nicht so leicht, den Körper auf ein höheres Leistungsniveau zu bringen. Das Prinzip der allmählichen Belastungssteigerung greift nicht mehr. Das heißt, es reicht nicht mehr, einfach das nächststärkere Band bei gleicher Übungsausführung zu verwenden, um den Muskel weiter zu bringen. In diesem Stadium müssen sprunghafte Belastungssteigerungen eine Anpassung auf dem nächsten Level bringen. Komplexe Muster in Kombination mit der Beanspruchung weiterer Fähigkeiten wie Ausdauer oder Koordination können dies schaffen.

Beachten Sie bitte

Je komplexer die Bewegungsabläufe, desto genauer müssen Sie arbeiten, damit die Übung gelingt. Technisch korrektes Arbeiten und die Sicherheitshinweise schützen vor Verletzungen.

Cut: Langsam heranführen

Ein Tipp zur Herangehensweise an komplexe Übungsmuster ist die Cut-Methode. »Schneiden« Sie Ihre Komplexübung in Einzelteile.

Üben Sie die Einzelteile zunächst isoliert, ggf. mit Erschwerung und bauen Sie dann die gesamte Übung zusammen.

Die Übung 62, der Superman ist z. B. ein Ausfallschritt, der in einen Einbeinstand nach vorn aufgelöst wird. Das bedeutet eine enorme Anforderung an das Gleichgewichtsgefühl. In der Aufwärtsbewegung zum Einbeinstand wird das Bein aus der Hüfte zurückgeführt und beide Arme werden über den Kopf gestreckt. Die Einzelübungen Nackendrücken (11), Hüftstrecken (41) und Ausfallschritt (51) sind isoliert durchgeführt mehr oder weniger schwer.

Es gilt diese Übungen und ihre Ausführungsvarianten über einen regelmäßigen Trainingsprozess von mindestens sechs, eher zwölf Monaten zu üben, bevor die Komplexübung ausgeführt werden kann. Nutzen Sie bei den einzelnen Übungen auch die instabile Unterlage, da die Gleichgewichtsanforderung der Übung Superman hoch ist.

Gehen Sie bei allen Komplexübungen nach diesem Schema vor.

Thera-Band®-Trainingsstation

Das neueste Gerät im »System of progressive Exercise« besteht aus einer Plattform mit Einbuchtung für den Pezziball sowie verschiedenen Einhakmöglichkeiten für Tubes, die in verschiedenen Widerständen und Längen zur Verfügung stehen. Ein Trainingsstab, zwei Griffe und Fixierungshilfen komplettieren das Set. Zusätzlich sind Fußgelenksschlaufen, Stabilitätstrainer und Pezziball zu Variationszwecken verwendbar. Vier Übungen möchte ich Ihnen dazu vorstellen.

Eigenkreationen

Mit dem vorliegenden Übungskatalog, weiteren bekannten Übungen und den möglichen Ausführungsvarianten sind vielfache Eigenkreationen möglich. Probieren Sie selbst aus, was möglich ist. Beachten Sie dabei die allgemein gültigen Hinweise in Bezug auf Ausführung, Technik und Sicherheit.

Übung 59: Pferdchen *

Ausgangsposition: hüftbreiter Stand
Bandfixierung (2,5-m-Band, ggf. Türanker): Knoten Sie die Bandenden zusammen. Fixieren Sie das Band am Türgriff einer Tür. Wenn die Tür nach innen aufgeht, verschließen Sie sie sicherheitshalber. Verwenden Sie alternativ einen Türanker. Steigen Sie mit beiden Füßen in das Band ein und legen Sie das Band breitflächig um den Bauch.

Übungsausführung

1 Marschieren oder joggen Sie am Platz. Bewegen Sie sich nach vorne, rechts, links, hinten.

Variation

- Die Übung können Sie auch als Partnerübung ausführen. Dabei hält der Partner als Kutscher die Zügel in der Hand.

Übung 60: Skiläufer ***

Der Skiläufer ist eine Komplexübung aus Armvorheben (Front Raise) und -rückheben (Back Raise) und ist auch in Kombination mit einer Beinrückhebebewegung möglich.

Ausgangsposition: hüftbreiter Stand
Bandfixierung (2,5-m-Band): Stehen Sie mittig mit beiden Füßen auf dem Band. Wickeln Sie die Bandenden um die Hände, sodass das Band bei herunterhängenden Armen unter leichter Spannung steht.

Übungsausführung nur Arme

- Während Sie den linken Arm aus der Schulter nach vorne führen (Handfläche zeigt nach vorne), bewegen Sie den rechten Arm aus der Schulter nach hinten (Handfläche zeigt nach hinten). Beide Arme sind leicht gebeugt. Führen Sie die Bewegung einige Male im Wechsel aus. Sie können die Armbewegung auch in Schrittstellung oder sitzend ausführen.

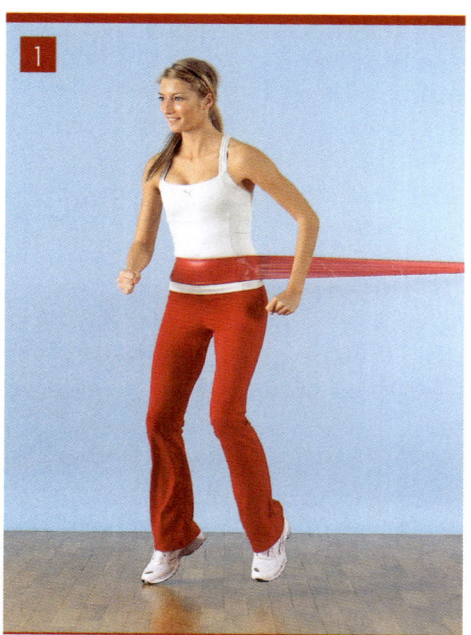

Übungsausführung mit Beinbewegung

2 Verlagern Sie das Gewicht auf das rechte Bein. Während Sie den linken Arm nach vorne schieben, führen Sie das linke Bein aus der Hüfte nach hinten ab.

Übung 61: Fliegender Adler ***

Eine Kombination aus der Übung Adler (25) und Beinabspreizen (45).

Ausgangsposition: hüftbreiter Stand
Bandfixierung (2,5-m-Band): Stehen Sie mittig mit den Füßen auf dem Band. Kreuzen Sie das Band vor dem Körper; der Teil, der vom linken Fuß zur rechten Hand zieht liegt oben. Wickeln Sie die Bandenden um die Hände, sodass das Band bei vor dem Bauchnabel gehaltenen Händen unter leichter Spannung steht.

Übungsausführung

3 Verlagern Sie das Gewicht auf das rechte Bein. Während Sie den rechten Arm von vorne nach außen, oben und hinten führen, spreizen Sie das linke Bein zur Seite ab. Führen Sie die Übung nach einem Durchgang auf der anderen Seite durch. Wechseln Sie dabei die Bandkreuzung.

Variationen

- Sie können die Übung mit einer Kniebeuge in der Mitte kombinieren.
- Die Armbewegung auch als einarmiges Nackendrücken kann oder Armabspreizbewegung durchgeführt werden.

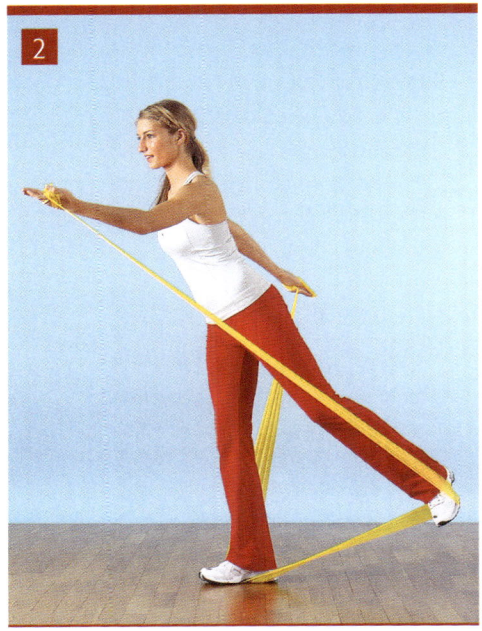

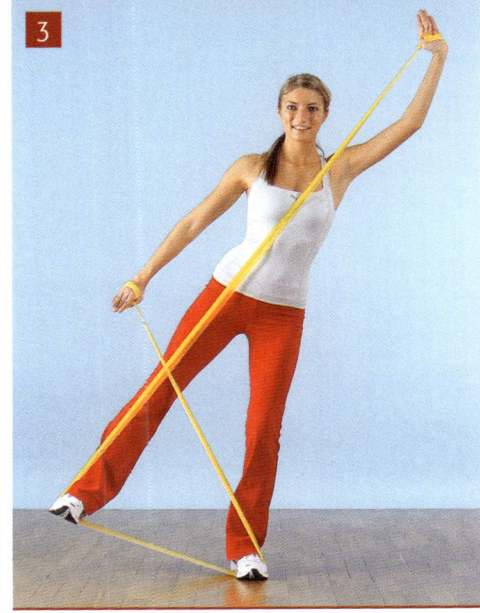

Übung 62: Superman ***

Eine Kombination aus Nackendrücken (11), Hüftstrecken (41) und Ausfallschritt (51).

Ausgangsposition: weiter Ausfallschritt
Bandfixierung (1,5-m-Band plus 2,5-m-Band): Knoten Sie zunächst das kurze Band zu einer Schlaufe, legen Sie das Band zu einer 8 und steigen Sie mit jedem Fuß in eine Öffnung. Stellen Sie den vorderen Fuß sowohl auf das kurze als auch mittig auf das lange Band. Kommen Sie in den weiten Ausfallschritt. Wickeln Sie die Bandenden des langen Bandes so um die Hände, dass das Band bei neben dem Körper gebeugten Armen (Handposition auf Schulterhöhe) unter leichter Spannung steht.

Übungsausführung
1 Strecken Sie die Beine aus der tiefen Ausgangsposition nach oben. Verlagern Sie das Gewicht auf das vordere Bein. Während Sie das hintere Bein aus der Hüfte nach hinten anheben, strecken Sie beide Arme nach vorne oben. Wechseln Sie nach Durchführung eines Satzes die Fußposition.

Variation
- Wechseln Sie die Ausgangsposition, verwenden Sie eine instabile Unterlage.

Übung 63: Umgefallene Statue ***

Eine Kombination aus Armstrecken (Variation von Übung 13), Ganzkörperspannung in Seitlage und ggf. Beinabspreizung (Variation von 45).

Ausgangsposition: Seitenlage
Bandfixierung (1,5-m-Band): Stützen Sie sich auf den unteren Arm, dessen Hand ein Bandende festhält. Wickeln Sie das andere Ende relativ kurz um die noch freie Hand. Der Arm wird gebeugt gehalten, Ellbogen zeigt nach oben, die Hand nach unten. Beugen Sie die Beine, sodass Oberkörper und Oberschenkel in einer Linie stehen und die Unterschenkel 90° nach hinten abgewinkelt sind.

Übungsausführung
2 Heben Sie die Hüfte vom Boden ab. Halten Sie die Position statisch. Ziehen Sie nun das Band auseinander, indem Sie den oberen Arm nach oben strecken.

Variationen für Fortgeschrittene
- Strecken Sie die Beine aus. Kreuzen Sie das obere Bein nach vorne, sodass die Füße hintereinander am Boden aufgestützt sind. Der vordere Fuß mit der Innenkante, der hintere Fuß mit der Außenkante.
- Legen Sie ein zusätzliches 1,5-m-Band als kleine Schlaufe geknotet breitflächig und knienah um die Oberschenkel. Spreizen Sie das obere Bein in der Endposition seitlich ab.

Übung 64: Crunchy Nut ***

Eine Kombination aus der Übung Crunch (30), Adler (25) und Beinstreckung (Variation von 49).

Ausgangsposition: Rückenlage
Bandfixierung (2,5-m-Band): Stellen Sie ein Bein gebeugt an. Ziehen Sie das andere zur Brust, um die Bandmitte breitflächig an der Fuß-

sohle zu fixieren. Halten Sie das Bein in der Hüfte und im Knie 90° angewinkelt. Wickeln Sie die Bandenden um die Hände. Halten Sie die Arme seitlich neben dem Körper, 90° angewinkelt.

Übungsausführung

3 Führen Sie folgende Bewegungen gleichzeitig in einem Fluss aus: Heben Sie die Schultern von der Unterlage, beugen Sie die Wirbelsäule leicht nach vorne, wobei der Blick von der Decke nach vorne oben wandert. Strecken Sie das Bein aus und führen Sie die Arme nach außen oben in die U-Halte.

Variation für Einsteiger

- Lassen Sie den Crunch einfach weg. So führen Sie eine einfache Beinstreckung mit Armbewegung nach hinten oben in entspannter Rückenlage aus.

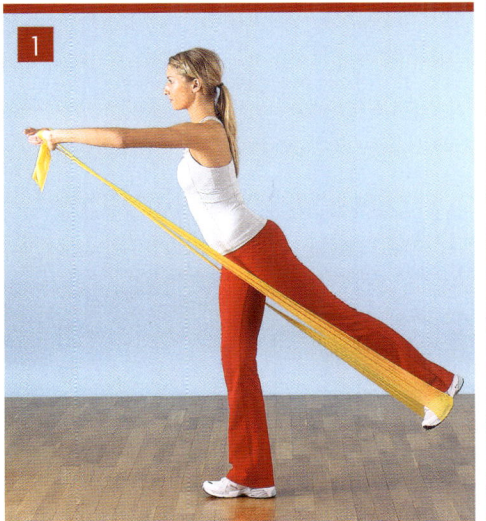

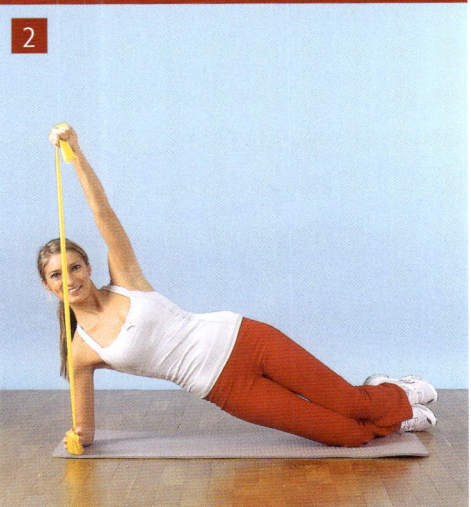

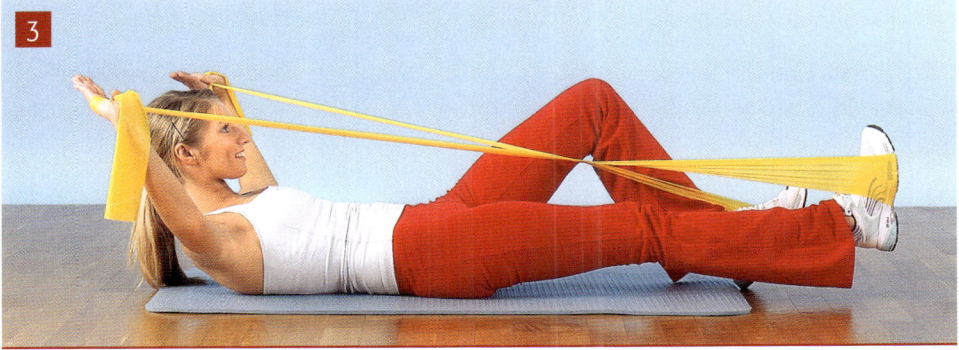

HINWEIS

Die Übung ist bereits ohne Band eine intensive Übung für Rumpf- und Hüftbeugemuskulatur. Führen Sie die Variante nur aus, wenn Sie den klassischen Käfer perfekt und ohne Anstrengung mindestens 30-mal ausführen können.

Übung 65: Käfer ✳✳✳

Eine Kombination aus Nackendrücken (11) und Beinstreckung (Variation von 49).

Ausgangsposition: Rückenlage
Bandfixierung (2,5-m-Band): Legen Sie im Sitz die Bandmitte breitflächig um die Fußsohlen. Wickeln Sie die Bandenden um die Hände. Rollen Sie Wirbel für Wirbel zurück in die Rückenlage. Die Beine werden gebeugt (jeweils 90° Hüft- und Kniewinkel) in der Luft gehalten. Die Arme sind in der U-Halte fixiert. Handflächen zeigen nach oben.

Übungsausführung

1 Strecken Sie den rechten Arm nach oben aus (Nackendrücken einarmig), während das linke Bein nach vorne aus dem Knie- und Hüftgelenk gestreckt wird. Kommen Sie zurück in die Ausgangsposition und wechseln Sie die Seite.

Übung 66: Oberkörperrotation ✳✳

Ausgangsposition: hüftbreiter Stand
Trainingsstation mit Stange: Stehen Sie mittig auf der Station. Der Stab ist an der langen Seite mit zwei mittellangen Tubes fixiert. Er liegt in der Ellbogenbeuge, die Hände sind vor der Brust gekreuzt.

Übungsausführung

2 Rotieren Sie den Oberkörper im Wechsel ca. 45° nach rechts und links. Das Becken bleibt stabil nach vorne ausgerichtet.

Übung 67: Diagonal Lift im Stehen ✳✳

Ausgangsposition: hüftbreiter Stand
Trainingsstation mit Griff und Fußgelenkschlaufe: Stehen Sie mittig auf der längs stehenden Station. Fixieren Sie ein kurzes Tube mit einer Fußschlaufe oberhalb des rechten Fußgelenks und halten Sie ein mittellanges Tube mit der linken Hand im Untergriff.

Übungsausführung

3 Das linke Bein (Standbein) ist leicht gebeugt. Der Oberkörper leicht nach vorne gebeugt. Finden Sie die Balance. Während Sie das rechte Bein aus der Hüfte gestreckt nach hinten bewegen, wird der fast gestreckte Arm aus der Schulter bis kurz unter Schulterhöhe nach vorne angehoben. Führen Sie einen Satz durch und wechseln Sie dann die Fuß- und Armfixierung.

Variation

- Stellen Sie sich auf eine instabile Unterlage. Zwei Stabilitätstrainer passen genau in die Mitte der Station.

KOMPLEXÜBUNGEN MIT THERA-BAND®

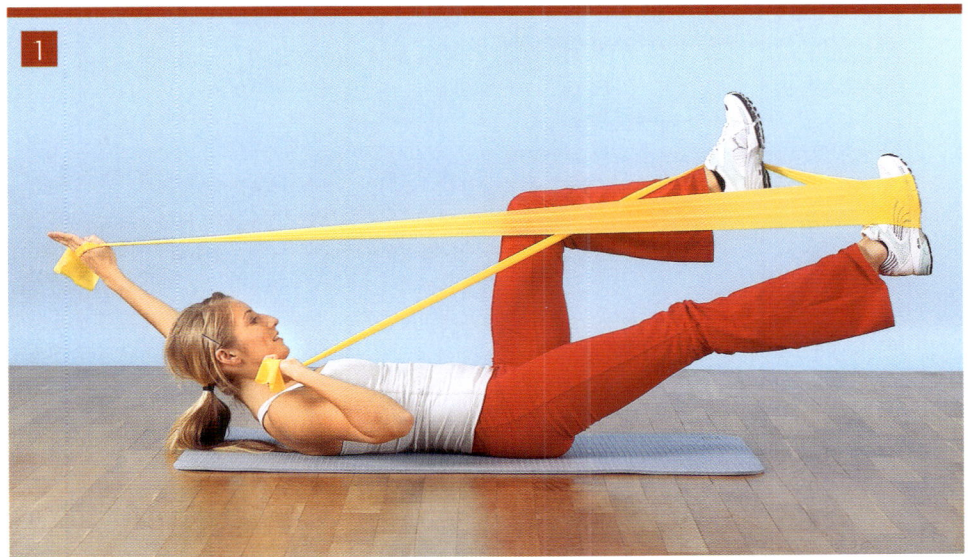

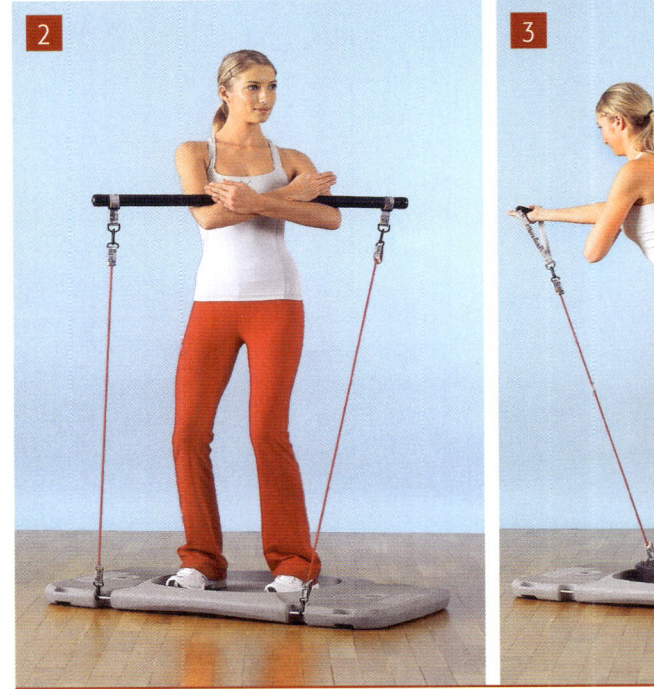

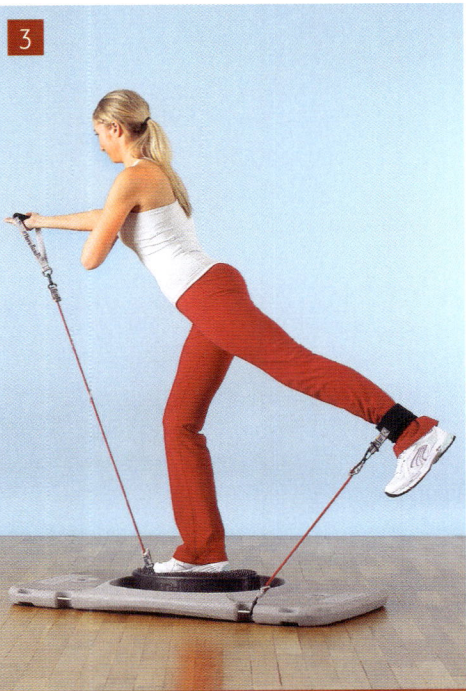

HINWEISE

- Heben Sie das Bein aus der Hüfte nicht zu hoch nach hinten. Je höher Sie das Bein heben, desto mehr besteht die Gefahr die Stabilisation im unteren Rücken zu verlieren.
- Achten Sie besonders auf die Bauchspannung, die Sie über die gesamte Übungsdauer aufrechterhalten.
- Führen Sie die Variation auf der instabilen Unterlage erst aus, wenn Sie die Übung perfekt beherrschen.

Übung 68: Lunge mit Nackendrücken ✱✱✱

Ausgangsposition: Ausfallschritt
Trainingsstation mit Stange: Stellen Sie sich mit dem vorderen Fuß von der langen Seite aus auf die Trainingsstation. Der hintere Fuß steht auf dem Boden mit angehobener Ferse. Halten Sie den Oberkörper aufrecht. Ziehen Sie den an zwei mittleren Bändern befestigten Stab über das aufrechte Rudern und die Nackendrückbewegung nach hinten, sodass er auf dem oberen Rücken und den Schultern zum Liegen kommt. Greifen Sie den Stab etwas weiter als schulterbreit. Positionieren Sie sich so, dass der Bandzug während der Bewegungsausführung genau vertikal verläuft.

Übungsausführung

1 Beugen und strecken Sie die Beine (Lungebewegung), lassen Sie dann Beinbewegung ruhen. Nun Arme nach oben strecken und wieder beugen. Armbewegung ruhen lassen. Wiederholen Sie erst die Beinbewegung, danach führen Sie wieder die Armbewegung aus.
Wechseln Sie nach einem Satz die Seite. Arm- und Beinbewegung werden weiterhin abgewechselt.

Variation

- Diese Kombination ist auch mit der Kniebeugebewegung möglich.

Variation für Fortgeschrittene

- Stellen Sie sich mit dem vorderen Fuß auf eine instabile Unterlage (z. B. Stabilitätstrainer).

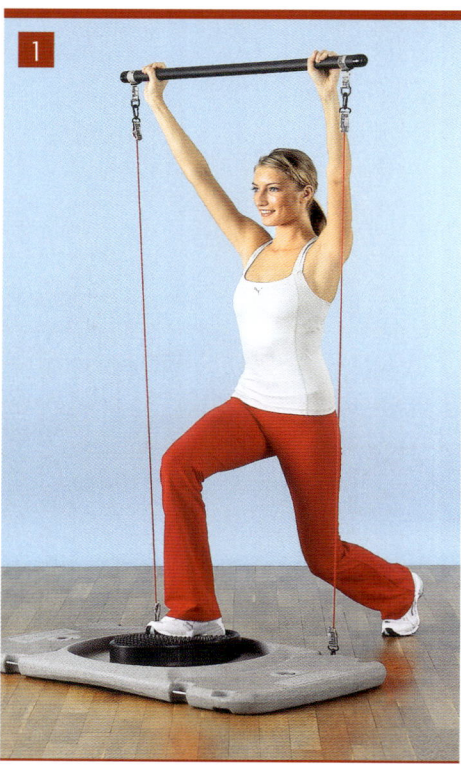

Übung 69: Brustpresse (und Beinstrecken) in Rückenlage auf instabiler Unterlage ✱✱✱

Ausgangsposition: Rückenlage
rainingsstation mit Stange oder 2 Griffen, Pezziball, ggf. Fußgelenkschlaufe (Trainingsstation längs, Pezziball mittig): Halten Sie den Stab (befestigt an zwe kurzen Bändern) in Rückenlage auf dem Ball in U-Halte über der Brust. Füße sind aufgestellt. Oberschenkel in Verlängerung des Oberkörpers. Kopf leicht angehoben.

Übungsausführung
2 Strecken und beugen Sie die Arme.

Variation
- Verwenden Sie statt dem Stab zwei Griffe. Dann können Sie die Übung auch im Wechsel ausführen.

Variation für Profis
- Während Sie die Arme nach oben strecken, strecken Sie gleichzeitig ein Bein aus dem Kniegelenk nach vorne. Zur weiteren Intensivierung können Sie zusätzlich ein kurzes Tube mit einer Fußgelenkschlaufe fixieren.

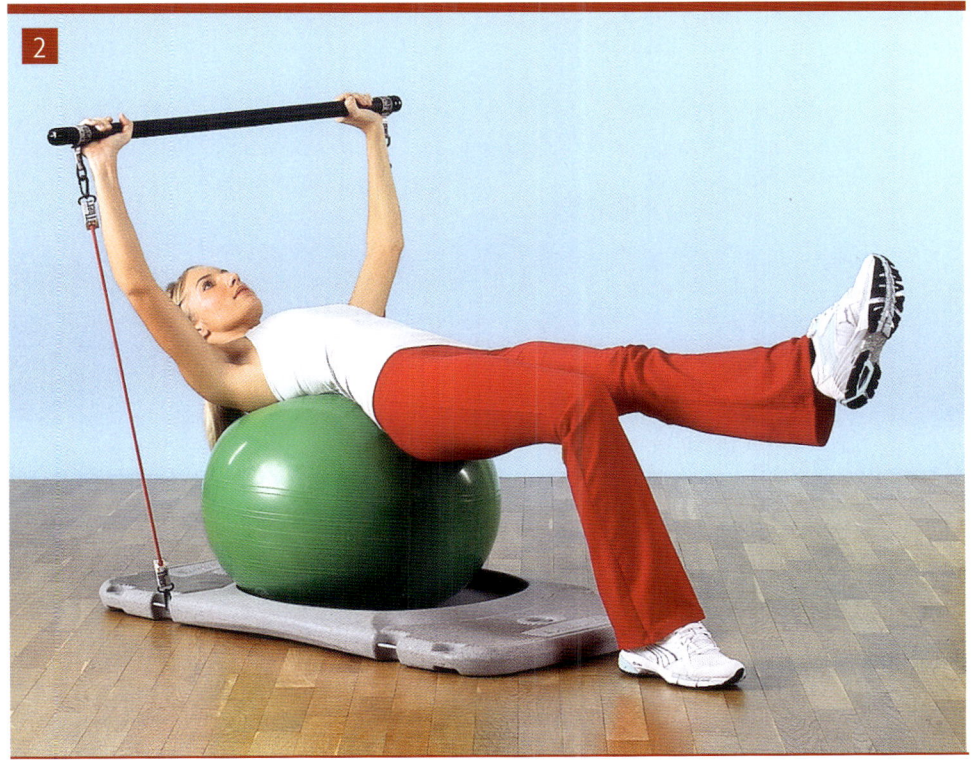

Stretch und Relax

Egal, was Sie in der letzten Zeit über den Sinn oder Unsinn von Dehnungsübungen gehört haben: Dehnen Sie Ihre Muskeln nach jeder größeren Trainingseinheit, um langfristig gesehen Muskelverkürzungen vorzubeugen. Sie machen damit kein Beweglichkeitstraining, sondern bringen Ihre Muskeln nur in die Ausgangslänge, die der Muskel vor der Einheit hatte, zurück. Mehr nicht!

Auch in Bezug auf die Anwendung, d.h. in welcher Art und Weise die Dehnübung ausgeführt werden soll, gibt es Verwirrung und in der Sportwissenschaft **unterschiedliche Meinungen.** Nachdem das sogenannte dynamische Dehnen Anfang der 80er-Jahre sehr populär war, geriet es Anfang der 90er in Verruf und ist mittlerweile in Form der »wiederholten« Dehnung in etwas abgeänderter Form wieder angesagt.

Für Ihre Dehn-Praxis empfehle ich Folgendes: Sie sind Bewegungseinsteiger? Dann führen Sie die Übungen zunächst statisch nach der Methode der Dauerdehnung aus. Gehen Sie bei jeder Übung folgendermaßen vor:

Nehmen Sie die beschriebene Dehnposition ein, sodass Sie eine angenehme Dehnspannung spüren. Kein Schmerz, kein Zittern! Halten Sie die Position ca. 20 Sekunden. Atmen Sie dabei ruhig ein und aus!

Hat die Dehnspannung nachgelassen? Dann verstärken Sie die Spannung noch einmal, indem Sie weiter in die Dehnposition hineingehen. Erneut 20 Sekunden halten. Danach die Dehnung
auflösen.

Gehören Sie zu den fortgeschrittenen Anwendern? Dann führen Sie die Übungen nach der Methode der Anspannungs-Entspannung-Dehnung aus.

Folgende Vorgehensweise bringt einen deutlichen Gewinn in der **Bewegungsweite im Gelenk:** Nehmen Sie die beschriebene Dehnposition ein, bis eine angenehme Dehnspannung spürbar ist. Spannen Sie den Muskel, den Sie eigentlich dehnen wollen, ca. fünf Sekunden statisch an. Lösen Sie die Spannung und gehen Sie weiter in die Dehnung hinein, bis Sie eine angenehme Dehnung spüren. Halten Sie die Position ca. 20 Sekunden. Wiederholen Sie das Vorgehen mit statischer Anspannung und Nachdehnen erneut in dieser Position. Atmen Sie ruhig weiter!

Für die unterschiedlichen Muskeln stehen in der Praxis jeweils diverse Dehnübungen zur Verfügung. Ganz bewusst wurde hier eine Übungssequenz zusammengestellt, die Sie gut hintereinander durchführen können und mit der Sie den ganzen Körper innerhalb von 8–15 Minuten – je nach Methode – dehnen und entspannen können. Die Übungssequenz können Sie zum Beispiel an Ihrem Arbeitsplatz oder zwischendurch beim Fernsehen zu Hause ausführen.

Weitere Entspannungsmöglichkeiten:

- Nutzen Sie ganz bewusst ruhige Musik, um locker und gelassen zu werden.
- Üben Sie anerkannte Entspannungstechniken wie die progressive Muskelrelaxation nach Jacobsen, autogenes Training oder Fantasiereisen, am besten mit CD-Anleitung.
- Ganz einfache Methode: Lassen Sie sich von Ihrem Partner oder Ihrem Kind abklopfen oder massieren. Wenn ein Kind auf Ihrem Rücken Pizza belegen darf oder verschiedene Niederschläge (leichter oder prasselnder Regen, Hagel, usw.) nachmachen kann, ist das ein Erlebnis der Sinne für beide.
- Verwenden Sie einfache Massagegeräte wie Igel- oder Tennisball, Massagekäfer- oder Tiere.
- Gehen Sie regelmäßig in die Sauna, das stärkt auch die Abwehrkräfte.
- Nehmen Sie nach einer intensiveren Trainingseinheit ein Entspannungsbad.

Dehnung der Nackenmuskulatur

Passend zu den Thera-Band®-Übungen 1, 2, 3, 4, 10, 11, 16, 26, 27 (Variation), 29, 30, 31, 42, 64, 65, 68, 69

Übungsausführung

1 Sitzen Sie aufrecht, am besten auf einem Stuhl. Führen Sie das Kinn Richtung Brust. Lassen Sie das Eigengewicht des Kopfes die Muskeln auseinander ziehen. Gerne können Sie durch einen leichten Zug der Hände am Hinterkopf die Dehnung verstärken. Genießen Sie die Entspannung.

Variation

- Für die Dehnung der seitlichen Nackenmuskeln neigen Sie den Kopf zur Seite, bewegen Sie das Ohr Richtung Schulter. Verstärken Sie die Dehnung ggf. durch das Auflegen einer Hand auf der Kopfgegenseite. Die Übung ist auch im Stand ausführbar.

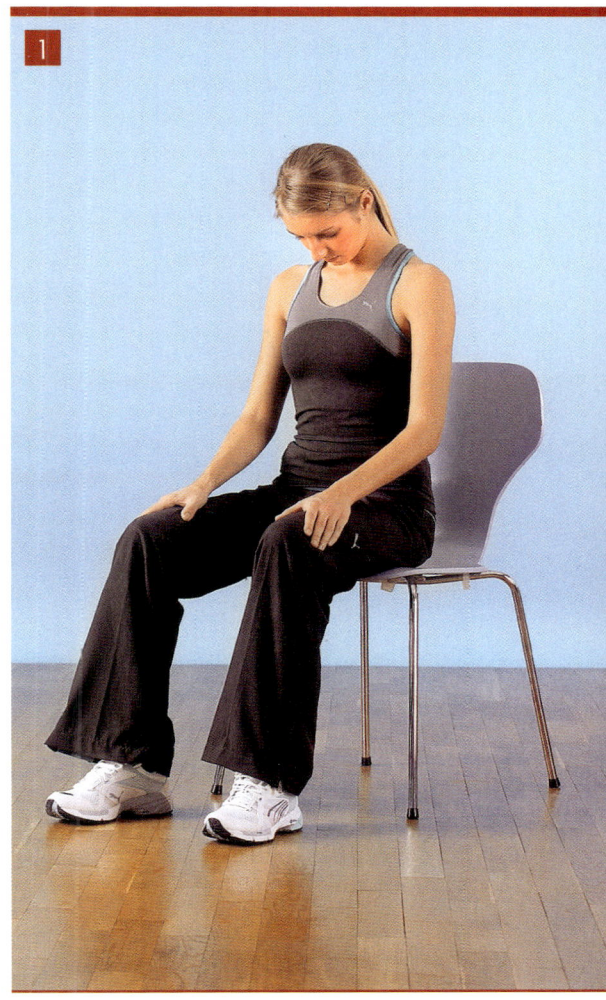

Dehnung vordere Schultermuskulatur und Armbeuger

Passend zu den Thera-Band®-Übungen 5, 7, 8, 10, 11, 12, 14, 18, 22, 23, 24, 25, 60, 62, 64, 65, 67, 68, 69

Übungsausführung
1 Sitzen Sie aufrecht. Drehen Sie die Handflächen der herunterhängenden Arme durch eine Innenrotation im Schultergelenk nach außen und führen Sie die gestreckten Arme dann aus der Schulter nach hinten. Halten Sie die Handposition so, dass die Daumen in der Endposition hinter dem Körper nach oben zeigen. Stützen Sie die Hände ggf. auf einen Tisch oder Stuhlrücken und verstärken Sie die Dehnung, indem Sie den Körper nach unten bewegen. So wird der Winkel zwischen Arm und Körper größer und die Dehnung intensiver. Die Übung ist auch im Stand ausführbar.

Dehnung der Armstreckmuskulatur

Passend zu den Thera-Band®-Übungen 11, 13, 14, 15, 16, 24, 62, 63, 68, 69.

Übungsausführung
2 Sitzen Sie aufrecht. Führen Sie einen Arm gestreckt nach vorne bis auf Schulterhöhe. Beugen Sie den Arm im Ellbogen, sodass die Hand auf der Schulter zu liegen kommt. Fassen Sie mit der freien Hand die Oberarmrückseite ellbogennah. Drücken Sie den Oberarm behutsam neben den Kopf. Die Hand liegt locker zwischen den Schulterblättern. Spüren Sie die Dehnung an der Armrückseite. Dehnung lösen. Armwechsel. Sie verstärken die Dehnung, indem Sie den Arm weiter nach hinten drücken.

Variation
- Die Übung ist auch im Stand ausführbar.

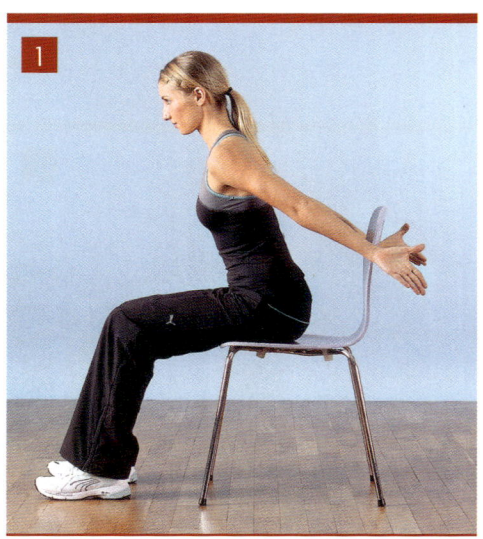
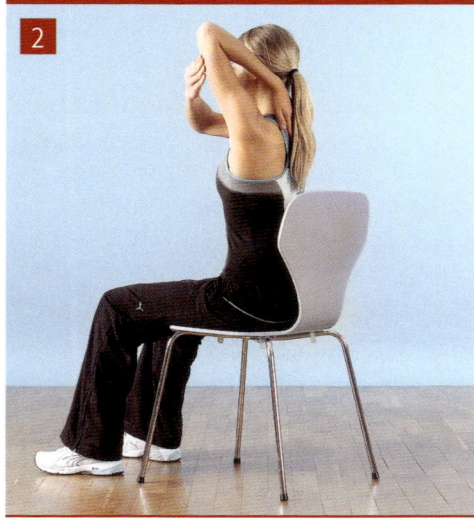

Dehnung der Brustmuskulatur und des unteren Rückens

Passend zu den Thera-Band®-Übungen 6, 9, 16, 17, 18, 27, 69.

Übungsausführung

3 Setzen Sie sich auf einen Stuhl. Beugen Sie den Oberkörper so weit aus der Hüfte nach vorne, bis die Hände auf der Tischplatte zum Liegen kommen. Arme sind leicht gebeugt. Schieben Sie nun vorsichtig die Brust noch etwas weiter in Richtung Boden. Halten Sie den Bauchnabel zur Wirbelsäule eingezogen, um den unteren Rücken nicht zu überstrecken. Um die Dehnung des breiten Rückenmuskels zu verstärken, strecken Sie die Arme und rutschen mit dem Stuhl etwas weiter nach hinten. Hängen Sie sich fest an den Tischrand. Die Übung ist auch stehend hinter einem Stuhl oder an einer Wand ausführbar.

Dehnung der oberen Rückenmuskulatur

Passend zu den Thera-Band®-Übungen 4, 5, 7, 10, 22, 23, 24, 25, 26, 64, 65.

Übungsausführung

4 Sitzen Sie aufrecht. Füße sind hüftbreit aufgestellt. Kreuzen Sie die Arme vor dem Körper und legen Sie die Handflächen mittig an die gegenüberliegende Außenseite der Oberschenkel. Lassen Sie den Kopf nach vorn fallen und machen Sie den oberen Rücken rund. Öffnen Sie die Beine leicht zur Seite. Spüren Sie, wie die Schulterblätter von der Wirbelsäule weggezogen werden? Wenn Sie zusätzlich tief in den Brustkorb einatmen, dann wird die Dehnung verstärkt. Richten Sie sich langsam Wirbel für Wirbel auf. Halten Sie die Nackenmuskulatur und den Kiefer bewusst locker. Atmen Sie gleichmäßig und ruhig.

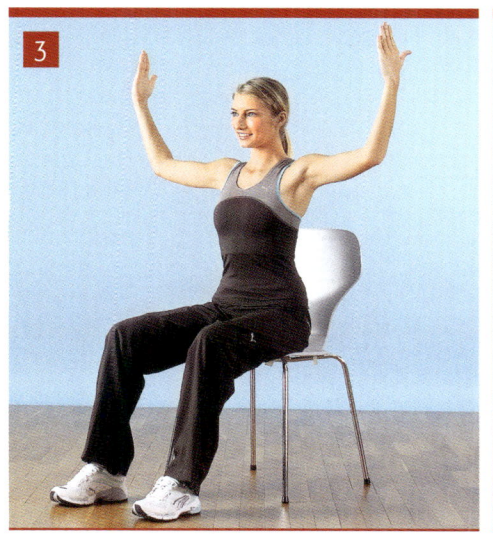

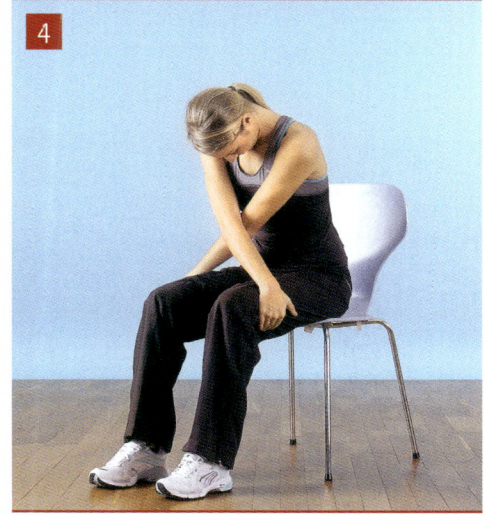

Dehnung des Rückenstreckers

Passend zu den Thera-Band®-Übungen 4, 5, 7, 14, 16, 24, 25, 26, 27 (Variation), 28, 29, 42, 43, 60, 62, 66, 67.

Übungsausführung

1 Sitzen Sie aufrecht. Legen Sie den Oberkörper auf den Oberschenkeln ab. Der Kopf hängt nach vorn. Schlingen Sie die Arme um die Oberschenkel, sodass die Hände die Ellbogen greifen. Heben Sie den Oberkörper wieder leicht an, bis die Arme Druck gegen die Oberschenkelrückseite aufbauen. Spüren Sie die Dehnung vom Hinterhaupt bis zur Lendenwirbelsäule. Durch eine tiefe Brustkorbatmung wird die Dehnung verstärkt. Legen Sie die Hände auf die Oberschenkel und richten Sie sich langsam Wirbel für Wirbel auf.

Dehnung Schenkelanzieher (Adduktoren) und Gesäß

Passend zu den Thera-Band®-Übungen 32, 41, 42, 43, 47, 51, 52, 60, 62, 64, 67, 68.

Übungsausführung

2 Sitzen Sie aufrecht. Ein Fuß ist auf dem Boden aufgestellt. Legen Sie den anderen Fuß oberhalb des Fußgelenkes auf das aufgestellte Bein, knienah. Das Knie fällt zur Seite. Greifen Sie mit beiden Händen am Unterschenkel des aufliegenden Beines. Ziehen Sie das Bein minimal an sich heran, während Sie den Oberkörper stärker aufrichten und das Gesäß auf der Sitzfläche leicht nach hinten schieben. Beinwechsel. Wiederholen Sie die Dehnung auf der anderen Seite. Achten Sie darauf, das Knie möglichst weit unten zu halten.

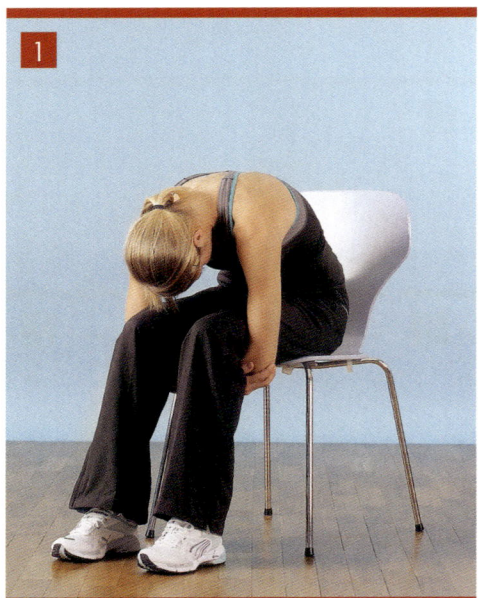
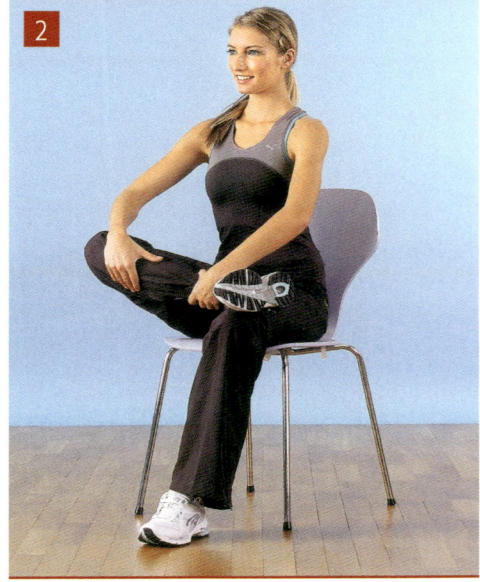

STRETCH UND RELAX | 117

Dehnung der Beinstreck- und Hüftbeugemuskulatur

Passend zu den Thera-Band®-Übungen 38, 39, 49, 50, 51, 53, 61, 62, 64, 65, 68, 69.

Übungsausführung

3 Drehen Sie sich in den seitlichen Sitz, sodass nur noch eine Beinseite Kontakt zur Sitzfläche hat. Fassen Sie mit der Außenhand oberhalb des Fußgelenkes. Lassen Sie das Knie Richtung Boden sinken. Halten Sie die Ferse möglichst nah am Gesäß fixiert. Ziehen Sie den Bauchnabel nach innen und kneifen Sie die Pobacken zusammen. Die Dehnspannung ist in der Oberschenkelvorderseite und Hüfte spürbar. Wenn die Dehnspannung nachlässt, kneifen Sie das Gesäß noch fester und führen Sie das Knie etwas weiter nach hinten. Beinwechsel.

Dehnung der Beinbeuge- und Hüftstreckmuskulatur

Passend zu den Thera-Band®-Übungen 32, 34, 40, 41, 42, 43, 48, 50, 51, 52, 54, 60, 61, 62, 65, 67, 68.

Übungsausführung

4 Sitzen Sie aufrecht mit aufgestellten Füßen. Strecken Sie ein Bein nach vorne aus. Das Fußgelenk ist locker. Hände liegen seitlich auf den Oberschenkeln auf. Beugen Sie den Oberkörper aus der Hüfte nach vorne, schieben Sie die Brust raus und das Gesäß nach hinten, bis Sie eine angenehme Dehnspannung in der Oberschenkelrückseite spüren. Halten Sie den Kopf in Verlängerung der Wirbelsäule, der Rücken bleibt während der Übung gerade. Wiederholen Sie die Dehnung zur anderen Seite.

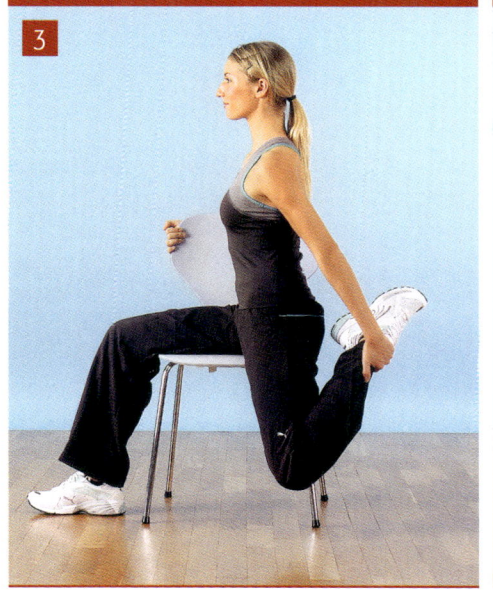
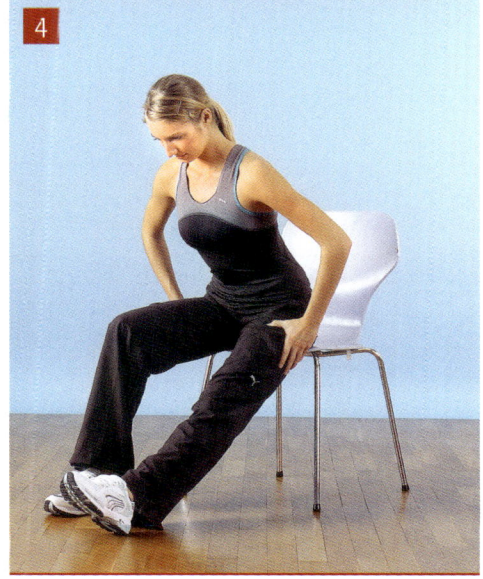

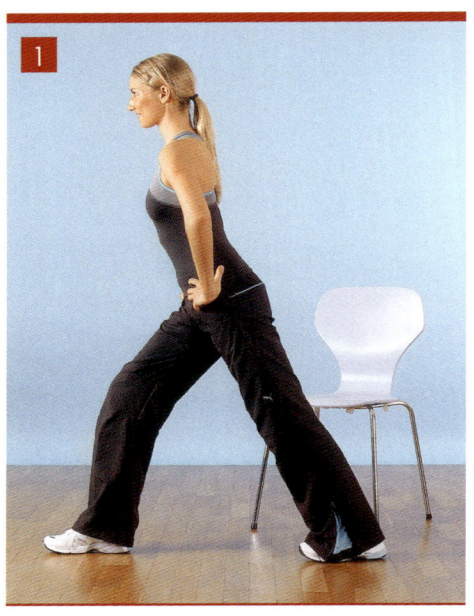

Dehnung der Wadenmuskulatur

Passend zu den Thera-Band®-Übungen 43, 45 (Variation), 48, 51, 53, 54, 56.

Übungsausführung

1 Stehen Sie im weiten Ausfallschritt. Das vordere Bein gebeugt, das hintere Bein gestreckt. Der Oberkörper ist in Verlängerung des Beines. Drücken Sie die hintere Ferse zum Boden, sodass eine angenehme Dehnspannung in der Wadenmuskulatur spürbar ist.

Variation

Beugen Sie das hintere Bein leicht an. Die Ferse bleibt am Boden. Die Dehnspannung zieht in den unteren Bereich der Wade. Beinwechsel.

Thera-Band®-Programme

Fit in den Tag

Wenn Sie mit diesem Programm Ihren Tag starten, dann werden Sie sich wohl und ausgeglichen fühlen. Außerdem quält Sie abends beim »Couching« vor dem Fernseher kein schlechtes Gewissen, denn Ihr Soll haben Sie schon morgens absolviert. Das folgende Programm kann man übrigens jeden Tag durchführen. Bedenken Sie aber: Langfristig gesehen müssen Sie mehr machen, wenn Ihr Körper fitter werden soll. Training auf nüchternen Magen – viele schwören darauf. Ziel ist, die an Hüften und Bauch lagernden körpereigenen Energiereserven zu mobilisieren, da dem Körper noch keine Nahrung zugeführt wurde, aus der sich die Zellen für den Energiestoffwechsel ihre Rohstoffe (Glucose, Fett) relativ schnell ziehen könnten. Wenn auch Sie sich für diese Vorgehensweise begeistern können, dann passen Sie bitte nur auf, dass Sie nicht in einen Unterzuckerungszustand fallen. Haben Sie für Notfälle immer Traubenzucker parat.

Zu Hause aktiv

Mit dem Thera-Band® können Sie Ihr Fitnessstudio nach Hause holen. Und das Tolle: Sie können dann trainieren, wenn Sie Zeit haben. Ob samstags um 13 Uhr nach Ihrer Shoppingtour, um 17 Uhr nach der Arbeit oder um 20:15 Uhr zu Ihrer Lieblingsserie. Wenn Sie nicht wissen, welche Zeit für Sie geeignet ist, dann testen Sie in den ersten Wochen einfach verschiedene Zeiten aus. Wählen Sie dann die Tageszeit zum Trainieren, in der Sie sich während des Trainings am wohlsten gefühlt haben.

Legen Sie Ihre Trainingstage fest. Sollte mal ein Termin oder eine Festivität auf einen Ihrer Trainingstermine fallen, dann schieben Sie das Wochenprogramm im Rahmen der Einhaltung optimaler Erholungszeiten etwas hin und her. Lassen Sie aber keine geplante Einheit ausfallen. Tragen Sie in Ihren Kalender »Zeit für mich« ein. Legen Sie Ihre Trainingsgeräte schon morgens bereit. Oder schaffen Sie sich andere Hinweise, die Sie zum Training animieren, z. B. ein Schild, auf dem steht »Training heute«. Hängen Sie es z. B. an den Spiegel, wenn Sie das Haus verlassen. Oder Sie hängen ein Foto von sich aus »guten Zeiten« auf, wenn es Ihr Ziel ist, Ihren Körper wieder in Form zu bringen. Schaffen Sie sich auch optimale **Rahmenbedingungen** für Ihre 2–3 Trainingseinheiten pro Woche.

Die Raumtemperatur sollte bei zirka 18 °C liegen. Lüften Sie eine Stunde vor Trainingsbeginn für eine halbe Stunde. So wird die Luft mit dem für das Training wichtigen Sauerstoff angereichert. Eine Matte oder Decke, ein Getränk, animierende und entspannende Musik und natürlich Ihr Thera-Band®-Equipment sollten bereit liegen.

Ziehen Sie sich auch für Ihr Training zu Hause adäquate Trainingskleidung an. Wenn Sie keiner sieht, muss es nicht die teuerste und schickste Kombination sein. Achten Sie als Einsteiger auf gutes Schuhwerk. Es hilft bei der optimalen Kör-

Programm 1: Fit in den Tag (15 min.)

Trainingsmethode: Kraftausdauertraining
- leichter–mittlerer Widerstand
- 2- bis 7-mal pro Woche durchführbar

Muskelbereich	Übung	Satzzahl	Wiederholungen	Widerstand
Brust	16: Liegestütz	1	20 +	austesten
Rücken	29: Diagonal Lift	1	20 +	austesten
Gesäß, Oberschenkel	43: Beckenheben	1	20 +	austesten
Unterer Rücken	27/V: Latziehen in Bauchlage	1	20 +	austesten
Abduktoren	45/V: Beinabduktion in Seitlage	1	20 +	austesten
Bauch	30/31: Chrunch/Twisted Crunch	1	20 +	austesten

Passende Dehnübungen finden Sie ab Seite 112

Programm 2: Zu Hause aktiv Ganzkörperprogramm (30–60 min.)

Nutzen Sie zum Aufwärmen die Informationen ab Seite 34

Trainingsmethode: Kraftausdauertraining (KA)/Hypertrophiemethode (HY)
- leichter–mittlerer/mittlerer–starker Widerstand
- 2- bis 3-mal pro Woche durchführbar
→ Die Übungen folgen nach dem Oberkörper-Unterkörper-Prinzip aufeinander. So können Sie die Übungen ohne große Pausen und Überforderung einzelner Muskeln relativ schnell hintereinander durchführen.

Muskelbereich	Übung	Satzzahl	Wiederholungen KA/HY	Widerstand
Brust	17: Fliegende Bewegung	2–3	20 +/8–12	austesten
Oberschenkelrückseite	48: Leg curl	2–3	20 +/8–12	austesten
Oberer Rücken	22: Rudern eng	2–3	20 +/8–12	austesten
Oberschenkelvorderseite	50: Kniebeuge	2–3	20 +/8–12	austesten
Triceps	13: Armstrecken	2–3	20 +/8–12	austesten
Gesäß	43: Beckenheben	2–3	20 +/8–12	austesten
Bauch	30: Crunch	2–3	20 +/8–12	austesten
Rückenstrecker	28: Oberkörper aufrichten im Sitzen	2–3	20 +/8–12	austesten

Passende Dehnübungen finden Sie ab Seite 112

perstabilisation. Später können Sie als Variation auch mal barfuß trainieren. Dies verspricht eine neue Herausforderung.
Das Programm 2 gibt Ihnen exemplarisch eine Auswahl an Übungen für ein Ganzkörpertraining.

Sie haben **keine Zeit für längere Trainingseinheiten?** Selbst dann können Sie in Form kommen. Setzen Sie sich wenigstens zum Ziel, jeden Tag ein Kurzprogramm durchzuführen. Zum Beispiel …

Montag: Arme & Brust
Dienstag: Rücken
Mittwoch: Bauch
Donnerstag: Hüfte, Gesäß, Beine
Freitag: Hände und Füße
Samstag: Beweglichkeit & Entspannung
Sonntag: kein Training

Oder Sie trainieren jeden Morgen ein paar Minuten im Bett und machen jeden Abend vor dem Einschlafen ein paar Kräftigungs- und Dehnübungen. Fünf Minuten mit dem Thera-Band® sind besser als nichts.

Power im Büro

Auch eine Alternative, die Sie sofort in höhere Leistungsfähigkeit und damit in eine gesteigerte Arbeitsproduktivität umsetzen können: **Training am Arbeitsplatz!**

Keiner kann sich vier Stunden am Stück konzentrieren, bevor die Mittagspause eine Erholung bringt. Machen Sie zum Beispiel

- jede Stunde eine Miniübungspause. Führen Sie eine Kräftigungsübung durch.
- alle zwei Stunden 2–3 Übungen.
- den Beginn der Mittagspause zu Ihrem Startschuss für ein 15-Minuten-Kurzworkout.

Sie sehen, es gibt eigentlich keine Ausrede mehr, nicht aktiv zu werden.
In Programm 3 finden Sie drei Beispiele für Ihr 15-Minuten-Workout am Arbeitsplatz mit unterschiedlichen Schwerpunkten. Sie können

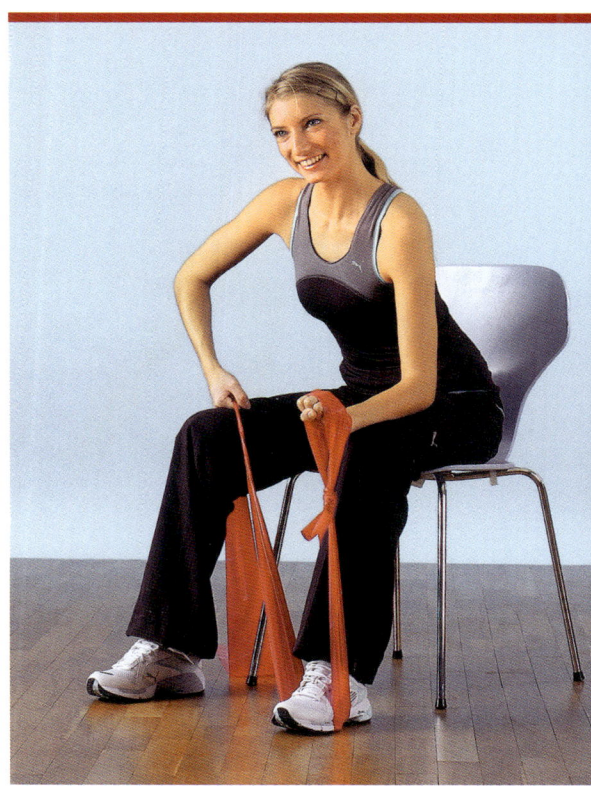

Kurze Übungen im Sitzen eignen sich auch für zwischendurch.

Programm 3: Power im Büro (2–15 min.)

Trainingsmethode: Kraftausdauertraining
- sehr leichter–leichter Widerstand (beiges, gelbes oder rotes Band)
- 2- bis 7-mal pro Woche durchführbar

Nachfolgend finden Sie drei verschiedene Programme mit unterschiedlichen Schwerpunkten.
➔ Wählen Sie innerhalb eines Programmes einzelne Übungen aus oder führen Sie das gesamte Programm in der angegebenen Reihenfolge durch!

Gegen Rückenschmerzen

Muskelbereich	Übung	Satzzahl	Wiederholungen	Widerstand
Rückenstrecker	28: Oberkörperaufrichten im Sitzen	1	30–40	austesten
Beine	50: Squat	1	30–40	austesten
Oberer Rücken	22: Rudern eng	1	30–40	austesten
Hüfte + Gesäß	41: Hüftstrecken	1	30–40	austesten
Rotation	26: Aufrichtung mit Rotation	1	30–40	austesten
Dehnung	für den oberen Rücken und Rückenstrecker			

Für Schulter-Nacken-Geplagte

Muskelbereich	Übung	Satzzahl	Wiederholungen	Widerstand
Hals	2: Kopfneigen vor	1	30–40	austesten
Schulter	10: Aufrechtes Rudern	1	30–40	austesten
Rotation	1: Kopf-Rotation	1	30–40	austesten
Schulter	9: Armrückführen	1	30–40	austesten
Dehnung	für den Nacken, oberen Rücken, Rückenstrecker, Brust			

Allroundprogramm sitzend

Muskelbereich	Übung	Satzzahl	Wiederholungen	Widerstand
Oberer Rücken	23: Rudern weit	1	30–40	austesten
Oberschenkel	49: Beinstrecken	1	30–40	austesten
Armstrecker	13: Armstrecken	1	30–40	austesten
Oberschenkel	48: Beinbeugen	1	30–40	austesten
Rotatorenmanschette	5: Armaußenrotation	1	30–40	austesten
Dehnung	für den oberen Rücken, Schulter, Beinbeuge- und Beinstreckmuskeln			

sich natürlich auch Ihr eigenes Programm aus dem vorliegenden Übungskatalog zusammenstellen.
Die Belastungsintensität sollte leicht sein, damit Sie nicht zu sehr ins Schwitzen kommen. Wer hat schon die Möglichkeit am Arbeitsplatz zu duschen?

Führen Sie pro Übung mindestens 30 Wiederholungen mit einem sehr leichten oder leichten Band aus. Steigern Sie ggf. im Laufe der Zeit die Wiederholungszahl.

Wählen Sie dabei innerhalb eines Programmes einzelne Übungen aus oder führen Sie das gesamte Programm in der angegebenen Reihenfolge durch.

Fit und aktiv unterwegs

Da das Thera-Band® in jede Hosentasche passt und selbst das Zubehör in jeder Reisetasche nicht viel Platz wegnimmt, ist es ein **idealer Wegbegleiter** auf Reisen.
Getreu dem Motto »immer und überall«. Ob im Zug, Flugzeug oder im Hotelzimmer. (Fast) alle Übungen im Sitzen können Sie problemlos unterwegs durchführen. Statt der Türankerfixierung knoten Sie das Band doch einfach um den Sitz vor Ihnen.
Zeigen Sie Selbstbewusstsein! In öffentlichen Verkehrsmitteln werden Sie mit dem folgenden Programm 4 sicher die Blicke auf sich ziehen. Sie tun nur etwas für Ihre Gesundheit. Zeigen Sie den anderen, wie es geht!

Programm 4: Fit und aktiv unterwegs (2–20 min.)

Trainingsmethode: Kraftausdauertraining
- leichter Widerstand (beiges, gelbes oder rotes Band)
- 2- bis 7-mal pro Woche durchführbar
→ Wählen Sie einzelne Übungen aus oder führen Sie das gesamte Programm in der angegebenen Reihenfolge durch!

Muskelbereich	Übung	Satzzahl	Wiederholungen	Widerstand
Brust	18: Butterfly	1–2	20	beiges/gelbes/rotes Band
Rücken	25: Adler	1–2	20	beiges/gelbes/rotes Band
Oberschenkel	48: Beinbeugen	1–2	20	beiges/gelbes/rotes Band
Abduktoren	44: Beinabduktion	1–2	20	beiges/gelbes/rotes Band
Armrück- und -vorderseite	14: Kombination Biceps-Triceps	1–2	20	beiges/gelbes/rotes Band
Rücken	28: Oberkörperaufrichten im Sitzen	1–2	20	
Hinweis: alle Übungen sitzend ausführbar!				

Übungsverzeichnis

Adler 68
Armaußenrotation 47
Armbeugen (Biceps Curl) 54
Arminnenrotation 48
Armrückführen (Retroversion) 51
Armseitheben 48
Armstrecken (Triceps Extension) 55
Armvorheben 50
Aufrechtes Rudern 52
Aufrichtung mit Rotation 70
Ausfallschritt (Lunge) 97
Beckenheben einbeinig 87
Beckenstoß 78
Beinabduktion 88 ff.
Beinabduktion in Seitlage 89
Beinabduktion in Seitlage mit Leg Curl und Knee Lift 91
Beinabduktion, Sitz 88
Beinabduktion, Stand 89
Beinadduktion 92
Beinbeugen (Leg Curl) 92
Beinschaukel 80
Beinstoß 86
Beinstrecken (Leg Extension) 95
Brustpresse (und Beinstrecken) in Rückenlage auf instabiler Unterlage 111
Butterfly und Vorhochheben 61
Crunch 75
Crunchy Nut 106
Daumengrundgelenkübung 63
Diagonal Lift 73
Diagonal Lift im Stehen 108
Fliegende Bewegungen und Criss Cross 60
Fliegender Adler 105
Fußbeugen (Dorsalflexion) 100
Fußstrecken (Plantarflexion) 101
Fußwinken lateral 102
Fußwinken medial 102
Gas geben 63
Hammerübung 64

Hüftaußenrotation 84
Hüftstrecken 98
Hüftstrecken (Hip Extension) 85
Käfer 108
Klassicher Crunch mit Türanker 76
Kniebeuge (Squat) 96
Knieheben gegen das Band 83
Knieheben zur Seite 84
Kopf aufrichten 45
Kopfneigen seit 44
Kopfneigen vor 42
Kopf-Rotation 42
Lateralflexion 81
Latziehen 70
Latziehen in Bauchlage auf instabiler Unterlage 70
Latziehen, vorgebeugt, mit Partner 72
Leg Curl im Unterarmstütz 94
Liegestütz 58
Lunge mit Nackendrücken 110
Nackendrücken 53
Oberkörperaufrichtung im Sitzen 72
Oberkörperrotation 108
Partner Crunch 77
Pfeil und Bogen 68
Pferdchen 104
Rudern eng 66
Rudern weit 67
Rudern weit mit Rotation 68
Rumpfbeugen 79
Rumpfbeugen diagonal 80
Rumpfseitneigen 78
Schuhplattler 98
Skiläufer 104
Step Touch mit Side Leg Lift in der Fortbewegung 91
Superman 106
Triceps Dips 58
Twisted Crunch 77
Umgefallene Statue 106
Wadenheben 100

Stichwortverzeichnis

Adler 68
Adler, fliegender 105
Agonist-Antagonist-Prinzip 20
Armaußenrotation 47
Armbeugen (Biceps Curl) 54
Arminnenrotation 48
Armrückführen (Retroversion) 51
Armseitheben 48
Armstrecken (Triceps Extension) 55
Armvorheben 50
Arztcheck 9
Aufbau 18
Aufrechtes Rudern 52
Aufrichtung mit Rotation 70
Aufwärmen 34
Ausdauertraining 7
Ausfallschritt 97
Ausgangspositionen 26 f.
Ausrüstung 12 f.

B

Bandeigenschaften 12
Bandwahl 23
Beckenboden 76
Becken heben 87
Beckenstoß 78
Beinabduktion 88 f.
Beinadduktion 92
Beinbeugen 92
Beinschaukel 80
Beinstoß 86
Beinstrecken 94
Belastungssteigerung 17, 18
Bewegungsamplitude 30

Bewegungsgeschwindigkeit 30
Bilateral 29
Brustpresse 111
Butterfly 61

C

Circuittraining 22
Criss Cross 60
Crunch 75 ff.
Crunchy Nut 106

D

Daumengrundgelenkübung 63
Dehnungsübungen 112
Diagonal Lift 73, 108
Dorsalflexion 100
Dynamik 30

E

Endkontraktion 30
Entspannung 113
Erholung 17

F

FlexBar 62
Flüssigkeitshaushalt 41
Fußbeugen 100
Fuß-Positionsvarianten 30
Fußstrecken 101
Fußwinken 102

G

Gas geben 63
Griffvarianten 29
Gymnastikball 38

H

Hammerübung 64
Hebel 30
Hüftaußenrotation 84
Hüftstrecken 85, 98

K

Käfer 108
Kniebeuge 96
Knieheben 83 f.
Kombination Biceps-Triceps 57
Komplexübungen 103 ff.
Kontrolle 23
Kopf aufrichten 45
Knopfneigen seit 44
Kopfneigen vor 42
Kopf-Rotation 42

L

Lateralflexion 81
Latziehen 70 ff.
Leg Curl 93 f.
Liegestütz 58
Low-Impact-Bewegungsformen 36
Lunge 97, 110

N

Nackendrücken 53, 110

O

Oberkörperaufrichtung im Sitzen 72
Oberkörperrotation 108
Oberkörper-Unterkörper-Prinzip 20, 22

P
Pfeil und Bogen 68
Pferdchen 104
Planung 19
Plantarflexion 101
Prävention 6
Prinzip der Individualität 18
Prinzip der Variation 18

R
Raumtemperatur 119
Rudern eng 66
Rudern weit 67 f.
Rumpfbeugen 79 f.
Rumpfseitneigen 78

S
Satztraining 22
Schuhplattler 98

Seilspringen 39
Side Leg Lift 91
Skiläufer 104
Statue, umgefallene 106
Statik 30
Step Touch 91
Superman 106

T
Thera-Band®-Produkte 12, 13
Thera-Band®-Programme 119
Thera-Band®-Trainingsstation 103
Thera-Band®-Trainingssystem 12
Thera-Band®-Türanker 12, 15
Training, propriozeptives 31
Trainingseinheit 18, 119

Trainingslehre 16
Trainingspraxis 33
Triceps Dips 58
Twisted Crunch 77

U
Übungsauswahl 20
Unilateral 29

V
Variationen 26
Vorhochheben 61

W
Wadenheben 100
Wochenplanung 24 f.

Z
Ziele 19 f.

Literaturverzeichnis

BOECKH-BEHRENS, W.-U./BUSKIES, W.:
Fitness Krafttraining
Rowohlt Verlag, Reinbek 2001

BOECKH-BEHRENS, W.-U./BUSKIES, W.:
Gesundheitsorientiertes Fitnesstraining Band 1
Wehdemeier und Pusch, Lüneburg 1995

FREESE, J.:
Medizinische Fitness
Eigenverlag J. Freese, 2001

GEHRKE, T.: SPORTANATOMIE
Rowohlt Verlag, Reinbek 2000

GEIGER, U./SCHMID, C.:
Muskeltraining mit dem Thera-Band®
BLV Verlag, München 2012

GOTTLOB, A.:
Differenziertes Krafttraining
Urban & Fischer, München 2001

KEMPF, H.-D./SCHMELCHER, F./ZIEGLER, C.:
Trainingsbuch Thera-Band®
Rowohlt Verlag, Reinbek 1997

KEMPF, H.-D./STRACK, A.:
Krafttraining mit dem Thera-Band®
Rowohlt Verlag, Reinbek 1999

MÜHLFRIEDEL, B.:
Trainingslehre
Verlag Diesterweg, Frankfurt a.M. 1991

STERNAD, D.:
Richtig Stretching, BLV Verlag, München 2000

Über die Autorin

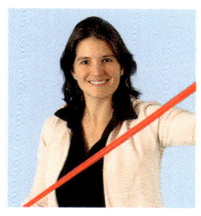

Mirelle Dorit Herpel, Jahrgang 1974, ist Diplom-Sportökonomin (Universität Bayreuth) und EMSc. in Health & Fitness. Die vielfach qualifizierte und lizensierte Fitnessfachfrau arbeitet seit 1990 auf dem Fitness- und Gesundheitssektor, schwerpunktmäßig in den Bereichen Eventorganisation, Gesundheitsmanagement, Personal Coaching und Gruppentraining.
Sie hat bereits mehrere Fachartikel sowie zwei Bücher über Themen des Fitness- und Gesundheitssports geschrieben.

Thera-Band®-Produkte
Original Thera-Band®-Produkte erhalten Sie im Online-Shop unter www.conceptfitness.de

Dank
Ein besonderer Dank geht an die Firma Thera-Band® für die großzügige Ausstattung mit original Thera-Band®-Materialien und die fachliche Unterstützung. Der Firma PUMA ein herzliches Dankeschön für die Ausstattung des Models.

Impressum

Genehmigte Lizenzausgabe für Weltbild GmbH & Co. KG, Werner-von-Siemens-Str. 1, 86159 Augsburg
Copyright © 2018 BLV Buchverlag GmbH & Co. KG, München

Alle Rechte vorbehalten

Bildnachweis:
Alle Fotos von Ulli Seer
Grafiken: Jörg Mair, München

Umschlaggestaltung: Maria Seidel, atelier-seidel.de
Covermotiv: istockphoto / Wavebreakmedia

Lektorat: Maritta Kremmler, Sarah Weiß
Herstellung: Angelika Tröger
Layoutkonzept Innenteil: Kochan & Partner, München
Layout: Uhl + Massopust GmbH, Aalen

Druck und Bindung: Typos, tiskařské závody, s.r.o., Plzeň
Printed in the EU.

978-3-8289-4446-6

2021   2020   2019
Die letzte Jahreszahl gibt die aktuelle Lizenzausgabe an.

Einkaufen im Internet:
www.weltbild.de

Das Werk einschließlich aller seiner Teile ist urheberrechtlich geschützt. Jede Verwertung außerhalb der engen Grenzen des Urheberrechtsgesetzes ist ohne Zustimmung des Verlags unzulässig und strafbar. Das gilt insbesondere für Vervielfältigungen, Übersetzungen, Mikroverfilmungen und die Einspeicherung und Verarbeitung in elektronischen Systemen.

Hinweis
Das vorliegende Buch wurde sorgfältig erarbeitet. Dennoch erfolgen alle Angaben ohne Gewähr. Weder Autoren noch Verlag können für eventuelle Nachteile oder Schäden, die aus den im Buch vorgestellten Informationen resultieren, eine Haftung übernehmen.